L'ANTHRAX

PATHOGÉNIE ET COMPLICATIONS

TRAITEMENT

Par les flèches caustiques au chlorure de zinc

PAR

Le docteur A. BOUGAN

DE LA FACULTÉ DE PARIS
ANCIEN EXTERNE DES HOPITAUX

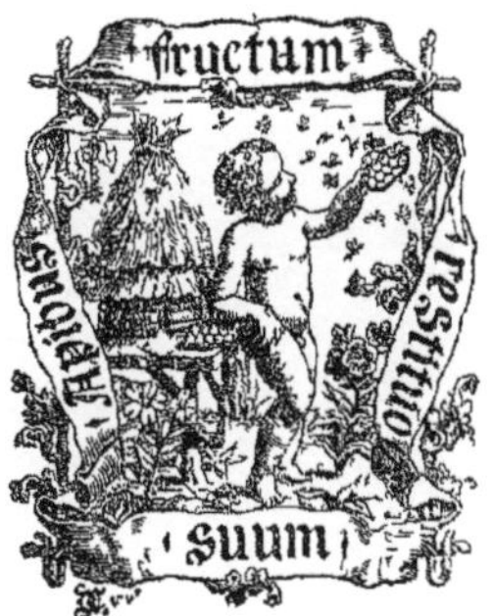

PARIS
SOCIÉTÉ D'ÉDITIONS SCIENTIFIQUES
PLACE DE L'ÉCOLE-DE-MÉDECINE
4, RUE ANTOINE-DUBOIS, 4

1892

L'ANTHRAX

PATHOGÉNIE ET COMPLICATIONS

TOURS. -- IMPRIMERIE DESLIS FRÈRES

L'ANTHRAX

PATHOGÉNIE ET COMPLICATIONS

TRAITEMENT

Par les flèches caustiques au chlorure de zinc

PAR

Le docteur A. BOUGAN

DE LA FACULTÉ DE PARIS

ANCIEN EXTERNE DES HÔPITAUX

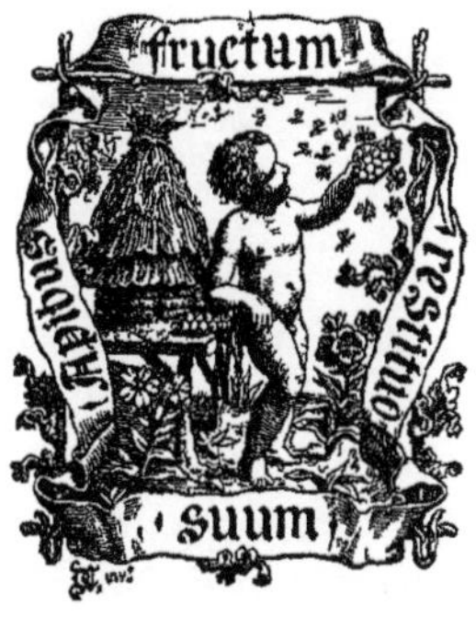

PARIS

SOCIETE D'EDITIONS SCIENTIFIQUES

PLACE DE L'ÉCOLE-DE-MÉDECINE

4, RUE ANTOINE-DUBOIS, 4

1892

A LA MÉMOIRE DE MA MÈRE

A MES PARENTS

A MES AMIS

A MON MAITRE M. LE DOCTEUR POLAILLON

MEMBRE DE L'ACADÉMIE DE MEDECINE

CHIRURGIEN DE L'HÔPITAL DE LA PITIE

CHEVALIER DE LA LEGION D'HONNEUR

A MON PRÉSIDENT DE THÈSE M. LE PROFESSEUR LABOULBÈNE

MEMBRE DE L'ACADEMIE DE MEDECINE

MEDECIN DES HÔPITAUX

OFFICIER DE LA LEGION D'HONNEUR

A TOUS MES MAITRES DANS LES HOPITAUX

INTRODUCTION

« Ce champ ne se peut tellement moissonner,
Que les derniers venus n'y trouvent à glaner »
(LA FONTAINE — Livre III, fable I)

Dès le début de nos études médicales, durant notre stage hospitalier à la Pitié, nous fûmes frappé des merveilleux résultats que notre excellent et vénéré maître, M. le Dr Polaillon, obtenait en traitant l'anthrax par la cautérisation avec les flèches au chlorure de zinc, avec la pâte de Canquoin. Tous ceux qui ont suivi son service de la Pitié ont été frappés, comme nous, de la simplicité de cette méthode de traitement et de sa prompte et sûre efficacité. M. Polaillon la communiqua à la Société de médecine de Paris dans la séance du 11 juin 1887 : sa statistique portant alors sur 48 cas lui donnait 47 guérisons (11 femmes et 36 hommes) et 1 mort, celle d'un homme entré à l'hôpital dans un état si grave, qu'aucun traitement ne pouvait le sauver. Je ne crois pas qu'on puisse trouver statistique plus favorable, et cependant

la méthode est sinon peu connue, du moins peu employée.

L'anthrax est une affection que l'on rencontre chaque jour dans la pratique, et, si souvent avec quelques cataplasmes émollients ou de simples compresses antiseptiques on obtient la guérison spontanée, il faut, dans bien des cas, une intervention énergique pour arrêter la marche envahissante de certains anthrax diabétiques par exemple. Nous croyons faire œuvre utile en rappelant l'attention du monde médical sur la méthode de M. Polaillon ; elle répond à tous les cas, et constitue, par la simplicité et la constante efficacité de son emploi, une méthode digne d'attention, j'allais dire une méthode de choix. Nous sommes convaincu qu'elle peut rendre des services signalés aux praticiens de la campagne, et nous n'avons pas hésité à en faire l'objet de notre thèse inaugurale.

L'anthrax, c'est une affection bien connue aujourd'hui, un sujet sur lequel nombre de travaux ont paru, nombre de thèses ont été passées. « Tout est dit, et l'on vient trop tard depuis plus de sept mille ans qu'il y a des hommes et qui pensent. » Ce mot de La Bruyère s'applique bien au sujet que nous choisissons, et cependant, dans une discussion récente encore à l'Académie de médecine, on a mis en doute le rôle joué par les microbes dans la pathogénie de cette affection ; de plus, on n'a

pas pu se mettre d'accord sur un traitement de choix. C'est donc une affection discutée, discutée au point de vue de la pathogénie, discutée au point de vue de l'intervention. Donc il y a encore quelque chose à dire, des points à éclaircir, et nous ne serions pas étonné de voir se rouvrir la discussion sur cet intéressant sujet. Des recherches consciencieuses dans la littérature médicale de ces dernières années, nous ont fait rencontrer bien des faits épars dans des journaux de médecine, non encore réunis à notre connaissance dans un ouvrage classique, et qui éclairent singulièrement la question au double point de vue de la micrographie et de la thérapeutique. Nous avons cru intéressant de les résumer et d'en tirer des déductions pratiques.

Voici l'ordre que nous suivrons dans notre travail. Après quelques considérations générales sur l'anthrax et ses symptômes, nous ferons une étude complète de sa micrographie (étiologie, pathogénie, complications). Dans une seconde partie, nous passerons en revue les différents traitements employés jusqu'ici, en notant avec soin des essais tout récents, et nous insisterons spécialement, en l'opposant aux autres méthodes, sur la cautérisation potentielle de l'anthrax par les flèches de Canquoin.

Nous prions notre vénéré maître, M. le Dr Polaillon, de voir dans cette modeste thèse un faible témoignage

de gratitude pour la bienveillance qu'il nous a toujours témoignée durant tout le cours de nos études.

M. le Prof. Laboulbène a bien voulu accepter la présidence de notre thèse. Qu'il nous soit permis de lui adresser ici nos remerciements pour le grand honneur qu'il nous fait.

CONSIDÉRATIONS GÉNÉRALES

L'anthrax (ανθραξ), comme son étymologie l'indique, fut longtemps confondu avec les affections charbonneuses. En 1780, l'Académie de Dijon mit au concours l'étude de ces affections : les mémoires de Thomassin et Chambon, parus à cette occasion, mais surtout ceux d'Enaux et Chaussier publiés à Lyon en 1784, jetèrent un peu de lumière sur la question, en faisant mieux connaître la pustule maligne.

Mais il a fallu l'autorité de Dupuytren pour faire disparaître la confusion. Boyer divisait encore les anthrax en : malin, pestilentiel et non pestilentiel ou charbonneux, et bénin. Par ce mot de bénin, Boyer désignait l'affection que nous allons étudier ; c'est une bien mauvaise épithète, car il y a des anthrax très graves.

En 1850, Davaine découvrit la bactéridie charbon-

neuse, et de ce jour il n'y eut plus dans le diagnostic des deux affections aucune cause d'erreur possible.

Le mot anthrax est donc impropre pour désigner une affection où le charbon n'a rien à voir, mais il est consacré par l'usage. Du reste, dans les autres langues, les mots de karbunkel, carbuncle, carbone, carbunculo, sont restés aussi pour désigner l'anthrax.

Dans le *Dictionnaire encyclopédiques des sciences médicales*, 1866, à l'article *Anthrax*, Trélat en a donné une définition qui est restée classique : « L'anthrax est une tumeur inflammatoire de volume variable, qui débute dans l'appareil pilo-sébacé, s'étend au derme périphérique et au tissu cellulaire sous-jacent, détermine la mortification d'une partie de ce tissu, et s'accompagne de symptômes généraux souvent graves. »

Ces symptômes sont bien décrits dans l'article de A. Broca, dans le *Nouveau Traité de Chirurgie* de Duplay et Reclus. Après quelques prodromes (céphalalgie, dyspepsie, mouvement fébrile), apparaît, sur un point donné, une tuméfaction de la peau indurée et couleur lie de vin à son centre. La tumeur a son sommet aplati et soulevé par des phlyctènes sanguinolentes. Quand ces phlyctènes se rompent, elles laissent à leur place des cratères qui ont fait comparer l'anthrax à une écumoire, ou l'ont fait désigner sous le nom de furoncle-guêpier.

La tumeur cause au début un désagréable prurit, bien-

tôt remplacé par une douleur lancinante, très pénible, et empêchant le malade de dormir. Suivant la région occupée par l'anthrax, on observe des symptômes fonctionnels divers, subordonnés à la douleur que provoque le moindre mouvement.

Les symptômes généraux, à peine sensibles dans l'anthrax circonscrit, deviennent très alarmants dans les anthrax diffus, comme certains anthrax de la nuque qui s'étendent d'une oreille à l'autre. Alors la fièvre est vive 39°,5-40 degrés ; il y a du délire. Quelquefois le malade tombe dans le collapsus, le coma et meurt avec les symptômes de la pyohémie. Même avec ce cortège d'accidents formidables, le médecin ne doit jamais désespérer ; car on a vu de ces malades éliminer leurs bourbillons et leurs eschares, et guérir lentement.

Une question controversée autrefois était celle de la nature du bourbillon. Pour Gendrin, Denouvilliers, Nélaton, c'était un véritable produit pseudo-membraneux, une sorte d'hygroma formé dans les aréoles du derme. Mais Follin, un des premiers, trouva au microscope dans l'exsudat « des fibres cellulaires ». Ces fibres conjonctives indiquaient bien la mortification des éléments du derme, et l'hypothèse de Gendrin était réfutée. Trélat définit le bourbillon « une eschare glandulaire », dans laquelle on rencontre des débris de glandes sébacées, de la lymphe plastique et des fibrilles de tissu cellulaire.

Les eschares vraies comprennent les autres tissus. Il se produit quelquefois, rarement heureusement, de véritables perforations profondes. Dans un cas, le canal rachidien a été ouvert, et le malade est mort de méningite. Dans un autre cas, une perforation de la paroi abdominale livrait passage à une anse intestinale.

Je ne m'étendrai pas longtemps sur les rapports de l'anthrax et du diabète. Depuis les travaux de Prout (1840), Duncan et Cheselden en Angleterre, de Marchal de Calvi (1852) et plus tard de Charcot, Cabanellas et Vulpian, nombre de thèses ont été passées sur ce sujet. Je puis résumer ainsi l'état de la question :

1° Il est indiscutable que la furonculose et l'anthrax font partie de ces « petits accidents du diabète », qui attirent l'attention du médecin sur les urines des malades, et lui font découvrir une glycosurie préexistante et subséquente ;

2° Malgré les faits de Prout, Charcot, Vulpian, il n'est pas démontré que l'anthrax puisse produire le diabète. Ces observations ne sont pas démonstratives, l'état des urines n'ayant pas été recherché auparavant. Souvent le diabète a des allures intermittentes au début. Au surplus, chez un individu prédisposé, un anthrax peut déterminer l'apparition de la glycosurie au même titre qu'une hémorrhagie (cas de Franck), d'une cause d'affaiblissement quelconque, d'une simple contrariété (Demange) [1];

3° Il y a des cas où chez des diabétiques avérés le sucre disparaît des urines pendant l'évolution de l'anthrax. Lecorché attribue ce phénomène à la fièvre. On sait du reste bien aujourd'hui, que dans les pneumonies diabétiques si graves, le sucre aussi disparaît momentanément des urines.

Dans la statistique de M. Polaillon, le diabète n'est pas très fréquent : sur vingt-quatre gros anthrax, où la recherche du sucre dans l'urine a été faite, on ne l'a rencontré que cinq fois. Cette faible proportion peut s'expliquer de deux façons à notre avis. Ou bien dans bon nombre de ces gros anthrax le sucre avait disparu des urines au moment où l'on en faisait l'examen, et l'on ne le recherchait pas à nouveau à la sortie du malade. Ou bien il faut attribuer cette rareté de la glycosurie, dans la statistique de M. Polaillon, à ce que cette statistique porte exclusivement sur les malades d'hôpital, moins sujets au diabète que la clientèle riche où l'on voit fréquemment associés le diabète et l'anthrax. Du reste, nous rechercherons plus loin quelles sont les causes qui, en dehors du diabète, peuvent provoquer et favoriser l'apparition de l'anthrax chez les manouvriers.

[1] DEMANGE, article *Diabète*, in *Dictionnaire encyclopédique des sciences médicales*, 1884.

autre chose qu'une extension du furoncle, une collection de furoncles.

Depuis un an déjà, M. Pasteur poursuivait des expériences de laboratoire: une personne de son entourage étant atteinte de furonculose, il fit avec le pus des furoncles des cultures sur bouillon de poule et sur bouillon de levure, et put observer dans les cultures « de petits points sphériques, réunis par couples de deux grains, rarement de quatre, mais fréquemment associés en amas ». Le liquide de culture injecté sous la peau des lapins et des cobayes donna lieu à des abcès. Injectées en petite quantité dans la jugulaire des cochons d'Inde les cultures ne produisirent rien. Le savant professeur en conclut que le microcoque de l'anthrax ne se cultivait pas dans le sang ; mais il fit ses réserves :

« Les parasites aérobies, dit-il, ont quelque peine à se cultiver dans le sang tant que les globules sont en bon état physiologique. Il y a lutte entre l'affinité des globules du sang pour l'oxygène et celle propre au parasite. Tant que les globules du sang l'emportent, s'emparant de tout l'oxygène, la vie et la multiplication du parasite sont difficiles ou impossibles. Il est facilement éliminé ou digéré, si l'on peut dire ainsi... Il ne faudrait pas conclure d'une façon absolue que le petit parasite n'est pas à un moment donné, charrié par le sang et transporté d'un furoncle, où il est en voie de développement, sur un

PREMIÈRE PARTIE

MICROGRAPHIE

Historique

Nous nous étendrons longuement à dessein sur la micrographie de l'anthrax.

Dans une discussion encore récente à l'Académie de médecine, en 1888, d'éminents contradicteurs, comme MM. Le Roy de Méricourt, Le Fort, Hardy, ont émis des doutes sur le rôle joué par les microbes dans la pathogénie de cette affection. C'est là, cependant, un point capital qu'il importe de bien établir, et la connaissance des faits que nous serons amené à citer doit dominer toute la thérapeutique.

C'est au mois de mai 1880 que M. Pasteur fit part à l'Académie des sciences de sa découverte du microbe du furoncle et, par conséquent, de l'anthrax ; car aujourd'hui il est universellement admis que l'anthrax n'est autre point du corps, où il peut parfaitement s'arrêter, se cultiver et former un nouveau furoncle. »

Les événements ont justifié ces prudentes réserves, et dans notre travail nous citerons des faits où la migration du microbe de l'anthrax par la circulation générale est certaine.

Pendant qu'il poursuivait ces recherches, M. Pasteur eut l'occasion d'examiner au microscope le pus obtenu dans le service de M. Lannelongue par la trépanation d'un tibia ostéomyélitique. Cet examen et l'ensemencement des liquides de culture le mirent en présence de ce même microbe qu'il venait de découvrir dans le furoncle. Aussi, dans sa communication à l'Académie des sciences, put-il judicieusement désigner l'ostéomyélite sous le nom singulier de « furoncle de la moelle des os ».

Cette communication fut, comme on sait, le point de départ de toutes les grandes découvertes microbiennes qui ne se comptent plus aujourd'hui. Il est juste de dire qu'avant M. Pasteur, Hueter, dans *Die algemeine Chirurgie*, ouvrage résumé dans *Schmidt's jarbrucher*, 1874, t. CLXIV attribuait déjà la genèse du furoncle (comme d'ailleurs celle de toutes les maladies pour ainsi dire) au développement d'un organisme de la classe des schizomycètes ou schizophytes.

En 1870, M. Reverdin [1], alors interne lauréat des

[1] *Archives generales de medecine*, t I, 641

hôpitaux, en étudiant « les causes de la gravité particulière des anthrax de la face », fut à deux doigts de faire la découverte du microbe de l'anthrax. Dans une de ses observations, en effet, nous lisons : « En étudiant au microscope le sang de notre malade, nous fûmes frappé d'y rencontrer, entre les globules rouges et les leucocytes, une assez grande quantité de petits corps très fins, les uns figurant un simple point, quelques-uns un peu allongés en forme de bâtonnets, et animés d'un mouvement surplace ou d'un très faible mouvement de translation. Ces corps n'avaient aucun rapport avec la bactéridie du charbon, mais ils se rapprochaient beaucoup du bactéridium que MM. Coze et Felz ont trouvé dans leurs inoculations de matières putrides. M. Davaine, que nous remercions d'avoir bien voulu examiner le sang, nous assure que les corpuscules étaient animés d'un simple mouvement brownien et n'étaient pas en tous cas des bactéries du charbon. »

Halpryn, qui, dans sa thèse de Paris, 1872, a fait de consciencieuses recherches sur l'anthrax, rapporta un fait analogue. A l'autopsie, il trouva dans la lèvre, à l'état frais « des granulations serrées les unes contre les autres et agitées d'un mouvement brownien très actif ; les globules blancs du sang frais renfermaient beaucoup de granulations très agitées ».

Pour M. Lœwenberg ces corps fins anrimés du mouvement brownien de Reverdin, et les granulations d'Halpryn n'étaient autre chose que les microcoques de l'anthrax. Lœwenberg, dès 1881, n'hésite pas à avancer « que les cas fatals d'anthrax ou de furoncle doivent leur gravité exceptionnelle à l'immigration des microbes dans la masse sanguine. La structure particulière des lèvres facilite l'irruption des microorganismes dans le torrent circulatoire. » Nous adoptons entièrement la manière de voir de M. Lœwenberg, et nous citerons plus loin de nombreux faits récents a l'appui des idées de ce sagace observateur.

Mais ni Reverdin ni Halpryn ne tirèrent de leurs observations et de leurs examens microscopiques des déductions impliquant la nature microbienne de l'anthrax, et Halpryn dans sa thèse conclut ainsi : « Il n'y a aucune analogie entre l'anthrax et les maladies virulentes. L'anthrax, même celui de la face, si rapidement mortel, ne présente aucun virus. »

A M. Pasteur donc revient tout l'honneur de la découverte du microbe de l'anthrax. L'année suivante, en 1881, Lœwenberg publia, dans le *Progrès médical*, une étude magistrale de la furonculose à laquelle nous ferons de nombreux emprunts, quand nous aborderons le chapitre *Etiologie*.

Ogston, Kocher, Rosenbach isolèrent le *staphylococcus pyogenes aureus : staphylococcus*, à cause de sa disposition en grappe de raisin ; *aureus*, parce qu'il donne dans sa culture sur l'agar-agar une belle coloration jaune d'or. C'est un schizomycète aérobie de 0 μ 5 à 0 μ 8 de diamètre. On le trouve dans l'anthrax seul ou associé au *staphylococcus pyogenes albus*.

Nous avons déjà dit que ce microcoque avait été trouvé dans l'Ostéomyélite par Pasteur ; on l'a trouvé aussi dans les abcès de la pyémie, dans l'endocardite ulcéreuse, la pneumonie gangréneuse, la pleurésie purulente, la néphrite parenchymateuse, la méningite cérébro-spinale ; dans un cas de tétanos traumatique où il existait dans les méninges et le cerveau avec le staphylocoque blanc (Cornil et Babès).

Étiologie et pathogénie

Dans une description humoristique, Lœwenberg[1] nous a montré les germes schizophytes, ces ennemis invisibles, en contact avec la surface cutanée de notre corps et cherchant le défaut de la cuirasse formée par l'épiderme et les épithéliums. En dehors d'un traumatisme, d'une érosion, cette lacune ne leur est offerte que par les orifices glandulaires. Lœwenberg décrit judi-

[1] Lœwenberg. *Progrès médical*, 1881 Le furoncle de l'oreille et la furonculose, v. p 513 et suiv.

cieusement le rôle collecteur et conducteur du poil. Les appendices pileux très hygrométriques sont moites ; de plus ils sont imbibés de matière grasse sécrétée par les glandes sébacées ; aussi les microbes vagabonds s'y prennent « comme l'oiseau à la glu ». Une cause banale, un frottement les fait pénétrer dans la place, dans le follicule pilo-sébacé, où nous les retrouverons tout à l'heure et où nous suivrons leurs ravages.

Ce rôle des poils dans la pathogénie de l'affection qui nous occupe est indéniable. La prédisposition du furoncle pour les régions qui en sont pourvues est si connue qu'autrefois on n'admettait pas qu'un furoncle ou un anthrax pùt apparaître dans une région dépourvue d'appendices pileux.

Chez la femme, l'anthrax est beaucoup moins fréquent que chez l'homme. La statistique de M Polaillon portant sur 102 cas se décompose ainsi :

Hommes.	80 cas
Femmes	22 —

Chez l'enfant, où les conditions extérieures présentent beaucoup de ressemblance avec celles de la femme, l'anthrax est exceptionnel.

L'épaisseur de la chevelure constitue un obstacle à la pénétration des microorganismes jusqu'à la surface épidermique, et ce n'est qu'à la nuque, où les cheveux diminuent d'épaisseur de haut en bas, ou sur un crâne atteint de calvitie avancée, que le furoncle ou l'anthrax se développe.

Mais il est certain aujourd'hui que d'autres glandes que les follicules pilo-sébacés peuvent se laisser envahir par le staphylocoque, et d'abord les glandes sudoripares. Il y a des exemples authentiques d'anthrax de la paume de la main et de la plante du pied, régions totalement dépourvues d'appendices pileux. Pour Verneuil et Clado, les abcès tubéreux de l'aisselle ne sont autre chose que des furoncles, et ces auteurs y ont rencontré le staphylocoque doré. La sudation du reste constitue une cause prédisposante des furoncles. Ils sont fréquents dans les pays chauds, chez les ouvriers des hauts fourneaux. M. Le Roy de Méricourt rapporte que, dans une de ses traversées, tout l'équipage fut couvert de furoncles en passant sous la ligne où la température moyenne est de + 30 degrés.

Les glandes cérumineuses jouent le même rôle dans la pathogénie des furoncles du conduit auditif; de même les glandes de Meibomius dans la constitution de l'orgeolet.

M. le Prof. Verneuil et son élève, Danielopoulo, dans sa thèse inaugurale de 1868, ont même rapporté des cas d'anthrax des muqueuses, siégeant sur la voûte palatine et le voile du palais. Ces faits ne furent pas admis sans conteste. En 1880, M. G. Richelot, à l'article *Furoncle*, du *Dictionnaire encyclopédique des sciences médicales*, conclut ainsi sur ce point : « Ces faits ne sont encore ni assez nombreux ni assez concluants pour que nous puissions nous prononcer à leur égard. En tout, si les furoncles des muqueuses existent, ils sont d'une rareté extrême. » Dix ans plus tard, M. A. Broca, dans l'article *Furoncle* du *Nouveau Traité de chirurgie*, juge la question plus sommairement encore en ces termes : « Ces faits restent encore douteux. »

Mais M. Verneuil est sûr de ses faits, et cette année même, dans la *Gazette hebdomadaire* du 20 février 1892, il les défend énergiquement et répond en ces termes à MM. Richelot et Broca :

« Je comprends à la rigueur les doutes du premier écrivant en 1880, alors que la nature microbienne de l'anthrax était inconnue et qu'on était encore dominé par la théorie de l'origine folliculaire. Mais je m'explique moins bien les scrupules persistants du second, prenant la plume en 1890.

M. Broca, en effet, sait, aussi bien que moi, que le staphylocoque doré, cause primordiale du mal, se rencontre à l'état latent dans diverses régions superficielles et cavités d'où il part pour pénétrer à des profondeurs diverses en profitant de toutes les voies naturelles, accidentelles ou pathologiques, ouvertes devant lui.

J'accorde à la vérité que le follicule pilo-sébacé constitue la porte d'entrée la plus commune, mais je ne vois aucune raison pour refuser un rôle semblable aux glandes sudoripares, aux glandules labiales, géniales, palatines, anales, etc., ni même aux plaies plus ou moins anciennes, ce qui expliquerait tout naturellement le développement de l'anthraco-furonculose à la paume de la main, à la plante du pied, dans les cavités de la face, où j'affirme l'avoir observée, et, au reste, en un point quelconque du tégument où l'introduction se serait effectuée par inoculation traumatique. Si M. Broca me faisait ces concessions faciles, il ne lui resterait, pour tomber complètement d'accord avec moi, que de changer un peu sa définition et de dire désormais : « Le furoncle est une affecion inflammatoire spécifique, microbienne, contagieuse, due à la pénétration du staphylocoque doré dans l'épaisseur de la peau ou de certaines muqueuses par les orifices glandulaires ou les solutions de continuité traumatiques ou autres. »

M. Verneuil, on le voit, est un chaud partisan de la doctrine microbienne de l'anthrax, et il en admet toutes les conséquences. La porte d'entrée du staphylocoque peut être un orifice glandulaire quelconque ou un simple trauma. A l'appui de son assertion, dans ce même numéro de la *Gazette hebdomadaire*, il rapporte une observation personnelle bien intéressante « d'anthrax juxta-unguéal par inoculation du pus d'un ancien abcès sous-périostique ». Au cours d'une opération pratiquée dans un foyer d'ostéo-périostite du fémur, il se piqua très légèrement au doigt avec la pointe d'un séquestre : peu après il vit évoluer au point traumatisé un petit anthrax.

Deux choses ressortent de cette observation : il y a eu inoculation traumatique, car il n'y a point à faire intervenir ici d'orifice glandulaire quelconque ; de plus, s'il était encore nécessaire d'établir l'identité de nature de l'anthrax et de certains abcès osseux, ce fait pourrait bien servir à la démonstration. Aussi, pour M. Verneuil, ostéomyélite, abcès sudoripares, anthrax, furoncle, orgeolet, sont des manifestations diverses d'une seule et même maladie, à laquelle il faudrait donner un nom unique, et il propose celui de *staphylococcose.* « Le staphylocoque, dit-il, comme le bacille tuberculeux, donne naissance, suivant le point où il se fixe et évolue, à une série d'affections sans contredit fort dissemblables nosographiquement, mais qui forment néanmoins, par l'identité de cause et de nature, une famille assez naturelle pour mériter et même exiger une dénomination spéciale, ainsi qu'une description générale. En attendant que le sujet tente quelque jeune écrivain, je propose d'adopter, malgré sa dysphonie, le terme de staphylococcose, comme on emploie celui de tuberculose. »

Nous ignorons si le néologisme de M. Verneuil aura du succès ; il est très logique en somme. Personne n'a étudié avec autant de soin la question de l'anthrax sous toutes ses faces, et nous nous plaisons à partager et à relater longuement les vues si élevées du savant professeur, pour lequel nous avons une profonde admiration.

Étudions maintenant la pathogénie de l'anthrax le plus fréquent, de l'anthrax classique. Arrivés dans la glande sébacée annexée au follicule pileux, les microbes y trouvent un terrain de culture éminemment favorable : chaleur constante, cellules en voie de dégénérescence graisseuse, mortes pour ainsi dire, et ils s'y multiplient. Ce n'est que plus tard que le tissu conjonctif voisin est envahi et s'indure, et que l'anthrax est constitué. « Toute la partie envahie est infiltrée de pus et de fibrine qui distendent le tissu conjonctif du derme ou du pannicule adipeux : l'élimination du tissu conjonctif étouffé et nécrosé par cet exsudat est lente à se faire, et il résulte une suppuration sanieuse abondante que les forces du malade ne supportent pas toujours. (Cornil et Babès.)

Il n'est pas jusqu'à la prédisposition du diabétique à la furonculose qui ne s'explique par la doctrine microbienne Dans une fort jolie expérience, Odo Bujwid a montré qu'une dose de staphylocoques trop faible pour provoquer la suppuration devient suffisante si on l'additionne d'une certaine quantité de sucre. Les suppurations dermiques et les éruptions furonculeuses sont fréquentes chez les ouvriers employés dans les raffineries.

Donc, le furoncle et l'anthrax sont dus à la pénétration et à la multiplication dans le derme des *staphylococcus pyogenes aureus et albus* ; mais où rencontre-t-on ces microbes ? Dans les eaux ménagères, dans l'air, les poussières professionnelles et celles des casernes de cavalerie, sous les ongles (Bockart), dans les linges salis par les selles d'enfants bien portants (Escherich et Longard). Ils sont nombreux dans les matières organiques en décomposition. Denucé a observé la fréquence de l'anthrax chez les tanneurs, bouchers, chiffonniers. L'anthrax siégeant au niveau du bouquet de poils de la première phalange des anatomistes n'est pas rare.

Ces microbes existent à la surface de la peau saine, et il faut des causes adjuvantes pour qu'ils déterminent l'apparition d'un anthrax. Les frottements du col facilitent la pénétration intradermique des microbes que nous avons vus appendus aux poils de la nuque. Le prurit, le grattage causés par la gale et l'eczéma occasionnent fréquemment des clous.

L'anthrax, on le sait, a une prédisposition marquée

pour les régions postérieures du corps. Dans la statistique de M. Polaillon, sur 102 cas 87 siégeaient à la partie postérieure du corps. Nous croyons qu'on peut expliquer cette fréquence par les pressions quotidiennes dues au décubitus dorsal. La pression, les froissements répétés expliquent bien aussi la grande fréquence des anthrax des fesses chez les cavaliers. Au cours de la discussion de 1888 à l'Académie de médecine, M. le Prof. Hardy tirait de cette fréquence des furoncles des fesses chez les jeunes cavaliers un argument contre la théorie microbienne de l'anthrax, disant qu'il ne voyait pas bien « les microbes allant se loger dans le pantalon des soldats ». Nous ne sommes pas de l'avis de l'éminent professeur, et tous ceux qui ont passé par la caserne et la chambrée ont pu se rendre compte de l'hygiène douteuse qui y règne. A ce propos, écoutons le témoignage d'un homme compétent au premier chef, le médecin major Czernicki. En 1876 avant la découverte de M. Pasteur voici ce qu'il écrivait dans : « l'Année médicale d'un régiment de cavalerie, » *in : Recueil de mémoires de médecine et de chirurgie militaires*, page 34 :

« Je crois que le furoncle est dû pour la plus grande part, à la malpropreté des hommes et à l'absence à peu près complète chez eux de toute hygiène cosmétique. La peau du cavalier, recouverte pendant de longs mois de ses déchets épidermiques, macérée pour ainsi dire dans la sueur, souillée à tout instant par la poussière du terrain de manœuvre ou le fumier de l'écurie, aurait besoin pour jouir de toutes ses fonctions de bains nombreux et réguliers dans lesquels elle laisserait ses souillures et retrouverait sa souplesse et sa fraîcheur. Or, les bains font défaut, et la peau reste sale plus de la moitié de l'année; il en résulte que, dans chaque pli cutané, dans chaque orifice glandulaire, s'accumulent la poussière, le fumier, les déchets de toute nature, conditions éminemment favorables à la production des dermatoses et du furoncle. C'est à ces conditions, bien plus qu'à l'usage du cheval, qu'il faut attribuer le nombre si considérable de clous qu'on rencontre dans un régiment de cavalerie. Cette assertion a besoin d'une démonstration, je la trouve claire et précise dans le tracé ci-joint. »

Suit une statistique extrêmement intéressante de 228 cas de furoncles ou dermatoses du même genre, figurée par une courbe. En juillet et août, époque des bains froids obligatoires, la courbe est voisine du zéro. En novembre elle monte brusquement pour atteindre son summum à la fin de l'hiver, c'est-à-dire à l'époque la plus éloignée des bains. A partir d'avril la courbe baisse parce que, la saison devenant plus chaude, les hommes veillent mieux à leur propreté corporelle par des ablutions partielles.

Chose curieuse, dans ce tracé graphique, le maximum correspond à l'époque où les hommes montent le moins souvent à cheval, le minimum au contraire correspond aux mois d'été où l'instruction est dans toute son activité. Ces faits prouvent, une fois de plus, qu'une bonne hygiène constitue la meilleure sauvegarde contre les maladies de toutes sortes. Dans la pathologie du furoncle et de l'anthrax le trauma n'est qu'une cause adjuvante, la présence du microbe pathogène est indispensable. Les soldats de Czernicki montaient à cheval chaque jour en juillet et août : la sudation était donc excessive, les traumas et les froissements étaient quotidiens, et cependant ils n'avaient pas de furoncles parce qu'ils allaient aux bains froids obligatoires, qui débarrassaient leur peau des déchets et des souillures de toutes sortes qui la couvraient. M. Czernicki écrivait en 1876 et il ne nous parle pas de microbes; s'il écrivait aujourd'hui, il est bien certain qu'il aurait recherché le staphylocoque doré à la surface cutanée de ses cavaliers, et qu'il l'aurait rencontré. Du reste, nous l'avons dit, l'examen bactériologique des poussières des casernes de cavalerie a été fait, et il était positif.

Enfin, il reste un argument péremptoire devant lequel les contradicteurs devraient s'avouer vaincus, c'est l'inoculation. Nous avons cité plus haut, page 20, le cas de M. Verneuil, se piquant au doigt avec la pointe d'un séquestre ostéomyélitique, et voyant évoluer au point blessé un anthrax : ce fait a la valeur d'une véritable inoculation. Mais il existe dans la science une expérience célèbre et qui fait le plus grand honneur au courage professionnel de l'expérimentateur. Au Congrès français de chirurgie de 1885, dans la séance du 7 avril, M. le Prof. Socin, de Bâle, rapportant les expériences de son assistant de laboratoire, le Dr Garré, sur le microbe de l'ostéomyélite, s'exprimait ainsi :

« Pour fermer la bouche à toute espèce d'objections, le Dr Garré n'hésita pas à inoculer par inonction, sur son bras gauche, le contenu d'un tube entier du même microbe (pyogène jaune) provenant cette fois-ci d'une culture obtenue directement du pus ostéomyélitique. Au bout de six heures déjà la peau de l'avant-bras était le siège d'une rougeur diffuse avec gonflement douloureux. Le même soir apparaissaient à la base des poils de la partie frictionnée de petites pustules qui, le lendemain matin, avaient la grosseur d'une lentille et étaient déjà franchement purulentes.

Les choses n'en restèrent pas là ; l'inflammation furonculeuse s'accentua toujours davantage, et, malgré l'ouverture des pustules, l'application de lotions et de compresses au sublimé, elle prit bientôt le caractère d'un immense anthrax, avec forte fièvre et engorgement des ganglions axillaires. Ce ne fut que le septième jour que ces symptômes fort alarmants s'amendèrent par l'élimination successive des tissus mortifiés ; et, au bout de trois semaines, dix-sept cicatrices témoignaient de ce que le courageux expérimentateur avait souffert.

A plusieurs reprises, le pus provenant des pustules initiales, puis celui qui accompagna l'expulsion des tissus nécrotiques, servit à l'inoculation des tubes à gélatine, et toujours et partout il en résulta des cultures franches et pures du *micrococcus pyogenes.... aurëus.* »

Le récit de cette belle expérience fut accueilli par les applaudissements unanimes du Congrès, et l'on vota d'enthousiasme des félicitations au courageux expérimentateur. Que faudrait-il donc faire de plus pour prouver que l'anthrax est produit par le microcoque de l'ostéomyélite, par le staphycocoque doré? Dans le même ordre de faits, Voituriez, en 1887, *in: Journal des sciences médicales de Lille*, et P. Kraske, en 1888, ont publié des observations intéressantes d'éruptions furonculeuses précédant le développement de l'ostéomyélite de l'adolescence.

Epidémicité et contagiosité

Nous sommes naturellement amenés a étudier la question de l'épidémicité et de la contagiosité de l'anthrax. Plusieurs auteurs anglais auraient observé de véritables épidémies de furonculose. Th. Lageock, *in : On the pathology and treatement of contagious furonculoid* (*Edimburgh medical Journal*, 1856) relate une épidémie de furoncles qui régna en Angleterre de 1840 à 1850. Kinglake a observé à Traunton, comté de Somerset, une épidémie de furoncles, de panaris furonculeux et d'anthrax, qui succéda à une épidémie de scarlatine maligne, et régna pendant six mois dans un rayon de plus de vingt lieues.

Tholozan, *in : Note sur l'épidémicité de certaines affections du tissu cellulaire et particulièrement du panaris, furoncle et anthrax* (*Gazette méd. de Paris*, 1853), rapporte des faits analogues.

Denucé dit que la furonculose est épidémique dans le Bordelais. « Il est certain, dit-il après dix ans d'études médicales à Paris et quinze ans de pratique à Bordeaux, que. dans nos contrées, les furoncles et les anthrax sont plus fréquents, plus considérables et plus graves qu'à Paris. »

Dans le fait de M. Le Roy de Méricourt, que nous avons cité plus haut, page 17, on peut croire à une véritable épidémie de furoncles.

Trélat, pour expliquer ces faits, croit à des fièvres de nature indéterminée à convalescence compliquée de furoncles. Pour notre part, nous ne croyons pas qu'il y ait des épidémies d'anthraco-furonculose. au sens propre du mot. Tous les faits précités peuvent s'expliquer facilement par la contagion, qui, elle, est indéniable. L'anthrax est une affection éminemment contagieuse. Et d'abord on observe des auto infections, le furoncle se sème à son pourtour, et il est d'observation courante qu'autour d'un furoncle primitif vient se grouper une véritable couronne de clous.

La contagion de personne à personne est fréquente dans les salles d'hôpital, et s'effectue le plus souvent par les bassins qui servent à plusieurs femmes après avoir été incomplètement nettoyés. Le Prof. Hergott de Nancy a observé chez cinq accouchées des anthrax aux fesses attribuables à cette déplorable coutume. Il ordonna que les bassins fussent soigneusement lavés et désinfectés au sublimé après avoir servi, et ces faits ne se reproduisirent plus.

Nous donnons *in extenso* une observation bien intéressante de contagiosité de l'anthrax, due à M. E. Trastour :

OBSERVATION I

SUR LA CONTAGION DU FURONCLE

(Note de M E Trastour, transmise par M. Marey à l'Académie des sciences)[1]

A l'appui des idées du Dr Lœwenberg sur la contagion possible du furoncle d'individu à individu, je puis fournir les faits suivants.

En 1875, une religieuse, atteinte de rhumatisme articulaire chronique, au plus haut degré d'impotence et d'infirmité, eut un anthrax au siège. Cinq sœurs se succédaient et souvent se reunissaient auprès de la patiente pour faire les pansements, vu la difficulté de la remuer.

Deux d'entre elles lavaient les plaies et aussi les linges des cataplasmes qu'on appliquait. L'une eut de suite des furoncles excessivement douloureux, aux doigts et à une main ; l'autre n'en eut qu'à un doigt, mais il dura trois semaines et fut aussi tres douloureux, avec fievre

Deux autres sœurs eurent aussi des furoncles, l'une aux deux avant-bras, l autre au visage, toujours avec des douleurs très vives et de la fièvre.

Quand ces accidents me furent annoncés, je fis prendre des précautions dans les soins donnés à la malade, et je condamnai hautement les cataplasmes, et encore plus le lavage des linges souillés.

La cinquième infirmière n'eut pas d'accident du même genre. Elle raconta qu'ayant pendant la guerre, à l'ambulance du couvent, soigné un blessé qui avait un anthrax tres grave, elle avait eu mal à tous les doigts. Par suite de cette expérience personnelle, elle avait pris cette fois la précaution de mettre des linges à tremper longtemps dans un grand bassin d'eau, et d'employer un morceau de bois pour les secouer dans l'eau et les nettoyer.

[1] Voir *Comptes rendus* de l'Académie des sciences, 1880, p. 829, tome XCI.

Comme dans toute affection microbienne la question de terrain est importante. Nous avons vu l'anthrax fréquent chez les diabétiques, il l'est aussi chez les alcooliques. Un régime alimentaire exclusivement carné prédispose, dit-on, à la furonculose. L'albuminurie, le diabète phosphatique, toutes les affections dyscrasiques, constituent autant de causes prédisposantes.

La saison a aussi son importance : les furoncles et anthrax sont plus fréquents au printemps et à l'automne. La statistique de M. Polaillon se décompose ainsi :

Printemps.	34
Automne	27
Hiver	24
Été	17

Complications. Métastases.

L'anthrax est donc bien une affection microbienne, on ne peut plus le mettre en doute. Est-elle susceptible de se compliquer d'infection à distance ? Y a-t-il des métastases de l'anthrax ? Nous n'hésitons pas à répondre : Oui.

En 1880 M. Pasteur avait constaté que le staphylocoque du furoncle ne se cultivait pas dans le sang de la circulation générale, mais, comme nous l'avons fait remarquer, il faisait ses réserves. Un an plus tard Lœwenberg affirmait déjà qu'il attribuait la gravité exceptionnelle des anthrax des lèvres à l'irruption des microbes dans la masse sanguine, que facilitait la structure anatomique de la région, et c'est dans ce sens qu'il interprétait les cas mortels observés par Reverdin. Mais ce n'était là qu'une hypothèse, il fallait, pour la confirmer, des faits d'une observation complète et rigoureuse. Nos recherches dans la littérature médicale de ces dernières années nous les ont fait rencontrer. Ils sont très rares encore : épars dans les journaux de médecine, ils ne sont à notre connaissance consignés dans aucun livre classique. Nous croyons utile de les relater dans l'ordre chronologique, et d'en tirer des déductions très importantes :

OBSERVATION II

CONTRIBUTION A LA THEORIE INFECTIEUSE DE LA FURONCULOSE CAS DE PNEUMONIE PARASITAIRE FURONCULEUSE

(Par le Dr Ernest Chambard, médecin-adjoint des asiles d'aliénés de la Seine)[1]

Il s'agit d'un homme agé de trente-six ans, employé aux pompes funèbres, alcoolique, interné à l'asile de Ville-Evrard, avec les symptômes de la paralysie générale.

Le 10 avril 1887, on nous amène le malade à l'infirmerie.

[1] Voir *Progrès médical*, 1887, p. 101

Il y a un peu de fièvre, les traits sont altérés ; il refuse de manger disant qu'il est « bouché ». En le déshabillant pour l'ausculter, nous découvrons à la partie supérieure de la région dorso-vertébrale, au niveau des trois ou quatre premières vertèbres dorsales et un peu à gauche de la colonne, un vaste anthrax arrondi de 5 centimètres environ de largeur, entouré d'une large aréole inflammatoire et parsemé de nombreux cratères bourbillonneux. L'étendue de l'anthrax, l'empâtement de la peau voisine de sa circonférence, et son caractère inflammatoire nous décident à intervenir plus énergiquement que nous n'avons coutume de le faire dans les cas de moindre gravité. Nous pratiquons dans la tumeur une large et profonde incision cruciale, qui en dépasse notablement les limites ; nous enfonçons dans chacun de ses cratères un crayon iodoformé et nous en saupoudrons la surface d'une couche épaisse d'iodoforme. Un traitement tonique : rôti, bordeaux, tisane vineuse, est administré au malade, qui doit en outre boire dans la journée la potion suivante :

Eau-de-vie.	30 gr.
Extrait de quinquina. .	6 gr.
Acétate d'ammoniaque .	4 gr
Infusion de café.	200 gr.

Le lendemain 11 avril, le malade a passé une nuit agitée, malgré la potion de chloral qui lui avait été administrée le soir, la fièvre est plus vive que la veille ; la zone rouge et empatée, érysipélatoïde en un mot, qui entoure l'anthrax, est plus prononcée et s'est beaucoup étendue à gauche, vers la région sus-épineuse. L'auscultation donne encore un résultat négatif.

Le 12 avril, l'état général et l'état local se sont peu modifiés ; mais on constate une pneumonie double des deux sommets, paraissant plus étendue à droite qu'à gauche. Le malade meurt dans la nuit.

A l'autopsie. — Poumon gauche : le lobe supérieur est parsemé de petites nodosités disséminées, du volume d'un noyau de cerise, dont les plus superficielles font à la surface du poumon une petite saillie à centre ombiliqué et souvent légèrement jaunâtre. Elles sont fermes, plus denses que l'eau, et leur surface de coupe, est lisse, d'une coloration gris rougeâtre, panachée de jaune. Disséminées et distinctes dans la partie supérieure du lobe, les nodosités deviennent confluentes dans sa moitié supérieure, et surtout vers son bord antérieur où elles se réunissent pour former une masse ferme, creusée de petites cavités, d'où l'on fait sourdre par la pression un pus caséeux. Le lobe inférieur est simplement le siège d'un œdème congestif. On y rencontre aussi quelques petits nodules isolés.

Dans le poumon droit, on constate les signes d'une pneumonie semblable, que confirme l'examen histologique.

Examen bactériologique. — Nous avons examiné au microscope, au point de vue batérioscopique, le pus de l'anthrax de M..., au moment où nous l'avons ouvert, le liquide que la pression faisait sourdre des surfaces de coupe de nodules pneumoniques, et des coupes microscopiques pratiquées dans les conditions que nous avons indiquées à travers les nodules.

1° *Recherche du microbe furonculeux dans le pus et dans le liquide des nodules pneumoniques.* — A des grossissements de 1,000 et 1,500 diamètres, le microbe furonculeux apparaît sous forme de cocci exactement sphériques, d'un diamètre uniforme ne dépassant pas 0 μ. 8 et par conséquent difficile à mesurer exactement, et dans lesquels l'examen le plus patient, avec les moyens déjà puissants dont nous disposons, ne permet de distinguer aucun détail de structure Isolés (monococci), germinés (diplococci), plus rarement disposés par trois ou par quatre (tetrageni), ils sont tantôt dissiminés, tantôt réunis en groupes staphyloïdes (staphylococci) ou en amas zoogléiformes. Cette derniere disposition était surtout très évidente dans le liquide extrait par pression des nodules pulmonaires.

Nous avons rencontré le parasite en abondance et seul

dans le pus de l'anthrax au moment de son incision dans le liquide recueilli en appliquant une lamelle apres la mort à la surface d'une coupe de la peau, dans le liquide pris de la même maniere à la surface de coupe des nodules pneumoniques, et c'est là qu'ils étaient les plus abondants ; ils faisaient au contraire défaut dans les régions tout à fait saines de la peau et du parenchyme pulmonaire.

2° *Recherche et distribution du microbe furonculeux dans les coupes des nodules bronchiques.* — Les coupes montrent des micrococci isolés ou groupés tant dans les régions des nodules pneumoniques atteintes d'alvéolite catarrhale et fibrineuse, que dans les parois caséeuses des cavernules mononodulaires, et des petites cavernes polynodulaires ; mais c'est dans les régions hémorrhagiques que le parasite se montre avec le plus d'abondance on trouve là au milieu de la mosaique formée par l'accumulation des globules rouges du sang et des cellules lymphatiques et endothéliales en état de désintégration granuleuse ou granulo-graisseuse, outre les micrococci disséminés dont nous venons de parler, des zoogleies tres denses, parfois tres étendues, de forme d'ailleurs irrégulière et dont les dimensions peuvent varier de 10 μ à 60 μ ; on y rencontre même des alvéoles de petit volume entierement occupés par des masses zoogléiques.

M..., atteint d'une dermatite inectieuse, d'un anthrax, a donc succombé à une pneumonie infectieuse de même nature que l'affection cutanée, due au transport et à la localisation dans les poumons, par des voies et un mécanisme encore fort obscurs, d'un microbe morphologiquement identique à celui que l'on avait obserbé dans la manifestation initiale de la furonculose.

OBSERVATIONS III ET IV

DES ABCÈS PROFONDS ET LOINTAINS CONSÉCUTIFS A L'ANTHRAX

(Communication de M. le Prof. Verneuil à l'Académie des sciences, 9 janvier 1888 [1])

Première observation. — Léontine G.., quarante-deux ans, femme de ménage, entre, le 9 novembre 1887, dans mon service pour un abcès de la partie supérieure de la cuisse. Cette femme, d'apparence chétive, jouissait cependant d'une bonne santé, lorsqu'elle fut atteinte dans les derniers jours d'octobre d'un anthrax de la nuque du volume d'un œuf de poule, extrêmement douloureux et accompagné de fievre et de symptômes généraux.

Le cinquieme jour, elle s'était rendue à pied à la consultation d'un médecin qui avait d'abord incisé la tumeur au bistouri, puis exercé sur elle des pressions fortes et réitérées pour en faire sortir les bourbillons. Ces manœuvres furent très pénibles et tout en amenant un soulagement local accrurent le malaise général.

Le lendemain la malade se plaignait d'une douleur très vive dans le pli de l'aine gauche qui rendait la marche impossible.

Après être restée quelques jours chez elle sans soins suffisants, elle se fit transporter à l'hôpital et entra dans mes salles. C'était le 9 novembre.

Le 10 novembre au matin, je reconnus à l'angle externe du triangle de Scarpa un empatement profond, mal limité, mais encore peu saillant, avec une fluctuation encore obscure au centre. Je diagnostiquai un abcès en voie de formation, indépendant des gaines des vaisseaux et des ganglions inguinaux.

[1] Voir *Semaine medicale*, 1888, p. 11

A ce moment la plaie du cou était complètement cicatrisée.

Le 14, quatre jours plus tard, j'ai ponctionné l'abcès et j'en ai extrait environ 60 grammes de pus, après quoi j'ai poussé dans la cavité purulente 20 grammes d'éther iodoformé pour stériliser la paroi; la fièvre et les malaises généraux persistèrent et le pus se reproduisit rapidement.

Le 18, je fis l'incision de l'abcès avec le bistouri, je plaçai un drain dans le foyer, et lavai soigneusement la cavité purulente avec un liquide antiseptique. La guérison assez lente à se produire n'a été obtenue qu'au commencement du mois de janvier.

Voici maintenant le complément fourni par les recherches microbiennes. Lorsque j'ouvris l'abcès, je priais un de mes internes, les plus distingués, M. Gerbier, de recueillir le pus, pour l'examiner d'abord et soumettre ensuite à des épreuves de culture les microorganismes qu'il rencontrerait. Quelques temps après, M. Gerbier m'apprenait que le pus de l'abcès contenait un grand nombre de microorganismes appartenant exclusivement au genre *staphylococcus aureus*, caractéristique de l'anthrax.

Nul doute donc que le microbe n'ait été transporté de la nuque au triangle de Scarpa, et après l'anthrax du cou n'ait fait naître l'anthrax du tissu conjonctif de la cuisse.

Je citerai une autre observation d'abcès éloigné et profond se produisant à la suite d'un anthrax, non pas soudainement et par le mécanisme de l'autoïnoculation traumatique, mais sous l'influence de causes générales, telles que le froid et la fatigue, très capables de faire renaître et multiplier les manifestations des maladies infectieuses.

Deuxième observation. — M. P..., docteur en médecine, âgé de trente-deux ans, de bonne constitution, fut atteint, du 15 au 31 août 1871, de trois orgeolets des paupières : les deux premiers à gauche, le troisième à la paupière inférieure droite. Le 1er septembre suivant, on constate l'apparition d'un furoncle sur la lèvre supérieure, du même côté, puis enfin on voit se développer encore à droite sur la joue un anthrax qui, après avoir été incisé, guérit complètement le 16 septembre.

Pour arrêter cette furonculose, il part le 18 septembre pour Chatel-Guyon, ou il commence une cure purgative, en ingérant quatre à cinq verres d'eau tous les matins et en prenant ue bain de piscine. Le résultat est nul, l'appétit ne revient pas. De plus M. P .. commet de nombreuses imprudences ; il fait des courses prolongées, se fatigue, se surmène Certain jour, le 27 septembre, il est surpris par un violent orage et fortement mouillé, se réfugie dans une grotte froide et humide où l'eau suinte de toutes parts.

Bref, trente heures plus tard, il était pris d'un violent frisson, d'une fièvre intense, avec douleur extrêmement vive dans la région lombaire du côté gauche. Le lendemain les mêmes symptômes persistent. Ce que voyant, le 30 septembre il s'empresse de quitter Chatel-Guyon, revient chez lui et s'y alite pour plusieurs mois.

Les accidents avaient pour cause un volumineux abcès occupant le flanc gauche depuis l'hypocondre de ce côté jusqu'à la fosse iliaque. Cet abces ne guérit que dans le cours du mois d'avril de l'année suivante, grace aux soins les plus attentifs et les plus assidus.

Voilà donc un sujet robuste qui, atteint de furonculose à divers degrés (orgeolets, furoncles, anthrax), dont il guérit facilement d'ailleurs, tente pour y couper court une saison thermale. Voulant remédier sans doute aux troubles digestifs qu'avait laissés après elle l'affection anthracique, il choisit malencontreusement une station d'eau purgative. Non moins imprudemment il se surmène par des marches excessives et s'expose itérativement au froid, sans soupçonner qu'il porte encore en lui et dans son torrent circulatoire même les germes latents de l'anthrax à peine épuises

Ces germes rencontrent dans l'organisme fatigué un milieu propice et, aidés d'ailleurs par l'action du froid, si favorable à l'introduction, la diffusion et la prolification de la plupart des microbes, s'arrêtent, s'inoculent, se multiplient dans un espace conjonctif très distant du mal initial, et y font naître une collection purulente, avec tout le cortège symptomatique des phlegmons les plus violents.

Il est difficile, je crois, de trouver une observation clinique plus précise et se rapprochant davantage d'une expérience de laboratoire.

OBSERVATION V

ANTHRAX DE LA NUQUE. — PHLEGMON PÉRINEPHRÉTIQUE CONSÉCUTIF

(Par M. Michel [1], interne lauréat des hôpitaux de Paris)

Le nommé X.., âgé de trente-huit ans, dessinateur, entre le 27 août 1890 à la Charité, dans le service de M. le Prof. Duplay, suppléé par le M. Dr Nelaton.

Ses antécédents héréditaires sont sans importance.

Antécédents personnels : A eu une albuminurie à l'âge de neuf ans. Il ne sait sous quelle influence elle est survenue.

A seize ans, inflammation d'intestin (?), avec vomissement et diarrhée.

A vingt ans, blennorrhagie de courte durée.

En 1883, soigné pour une maladie d'estomac, on constate à ce moment l'existence d'albumine dans l'urine. Régime lacté pendant cinq mois.

Pendant le mois de juillet dernier, fatigues excessives : le malade monte jusqu'à soixante étages dans sa journée.

Le 4 août, le malade s'ouvre lui-même un anthrax de la nuque, dont il souffrait depuis quelques jours ; il exerce des pressions sur la petite tumeur pour faire sortir le pus.

Dans la soirée du même jour, il est pris de frissons avec fièvre intense.

Le 5 au matin, encore trempé d'une sueur abondante, il va

[1] Voir *Union Médicale du Nord-Est*, 1890, p. 353.

pour changer de chemise et entre dans une chambre dont la fenêtre était restée ouverte. Il éprouve une sensation désagréable de froid, et de nouveaux frissons apparaissent

Le 8. douleur vive dans la région des reins, surtout à droite. Application de teinture d'iode, puis frictions avec essence de térébenthine.

Quatre jours après, douches froides sur les reins, au sortir d'un bain chaud, toujours sans avoir consulté un médecin

Le 22 août, il vient à la consultation externe de la Charité, où on lui applique des ventouses scarifiées.

Le 25, il revient, et cette fois on lui conseille d'entrer à l'hôpital, mais il n'entre dans les salles que le 27, les douleurs ayant augmenté et l'état général s'étant aggravé

État actuel. — 1° *Phénomenes locaux.* — Le malade est couché dans son lit sur le côté gauche, les cuisses fléchies sur le bassin. Le décubitus dorsal est impossible en raison des douleurs.

Quand on examine la région lombaire du côté droit, on constate une saillie arrondie, proeminente, de la grandeur de la paume de le main, siégeant dans la région du carré des lombes qu'elle occupe tout entiere en arrière. Cette tuméfaction est limitée en dedans par la série des apophyses épineuses lombaires. En dehors, elle tend à se prolonger vers la partie antéro-latérale de l'abdomen, sans atteindre cependant une ligne passant par l'épine iliaque antéro-supérieure et le sommet de l'aisselle.

En bas, elle empiète un peu sur la region fessiere. En haut, les deux dernières côtes établissent sa limite.

Au niveau de la tuméfaction, la peau présente une coloration rosée assez intense ; la partie centrale de la saillie offre une couleur rouge vineuse.

La palpation est douloureuse dans toute l'étendue de la région que nous venons de limiter Elle est même douloureuse, vers la paroi antéro-latérale.

En effet, en déprimant fortement la paroi abdominale, au

niveau de la partie inférieure de la fosse lombaire, le malade accuse une douleur vive qu'il rapporte au foyer de l'abcès.

La pression ainsi pratiquée n'amène pas une saillie plus considérable de la collection purulente.

Tout autour de la tumefaction, la pression digitale permet de reconnaître un empâtement manifeste qui garde l'impression du doigt.

Au sommet de la tumeur, la fluctuation est évidente.

Peu de douleurs spontanées

2° *Phénomènes généraux.* — Fièvre intense.

27 août. — Température, soir, 38°,4.

28 août. — Température, matin, 39°,1 , pouls, 88.

Langue saburrale. Altération vive. Pas de nausées ni de vomissements. Insomnie. Un peu d'agitation et de délire.

Urines fortement colorées, mais non rares. Urates et phosphates, un peu d'albumine, pas de sucre.

Quelques râles sibilants dans les deux poumons.

... Dans le cas présent, il nous semble possible d'expliquer cette inflammation de l'atmosphère celluleuse du rein, en invoquant une sorte de métastase microbienne dont le point de départ a été l'anthrax qu'avait présenté notre malade. C'est le quatrième jour apres l'incision de ce dernier, incision dont l'absence de toute précaution antiseptique jointe aux pressions répétées que le malade lui fit subir semble avoir été le moindre défaut, que les premiers phénomènes douloureux apparurent dans la région lombaire.

La filiation des phénomènes semble donc avoir été la suivante : anthrax de la nuque, puis transport d'éléments pyogènes dans le tissu cellulaire périrénal. On peut maintenant, pour expliquer cette localisation du microbe autour du rein, faire intervenir le refroidissement qui aurait surtout porté sur la région lombaire. et les excès de marche qui, par leur répétition, auraient irrité de longue date le tissu cellulaire et créé là un *locus minoris resistantiæ*, point d'appel tout désigné pour recevoir l'organisme infectieux.

L'examen bactériologique du pus évacué par une large incision n'a permis de reconnaître la présence que de coques isolés et de diplocoques ; il a été impossible d'y constater de staphylocoques.

Cette absence du *staphylococcus pyogenes aureus* dans le pus de l'abcès que nous faisons dériver de l'anthrax ne saurait ébranler l'hypothèse que nous avons émise.

En effet le staphylococcus étant surtout l'agent des suppurations locales et se distinguant par là du *streptococcus pyogenes* qui cause les grandes infections comme la fièvre puerpérale, la pyohémie, l'abcès périnéphrétique a pu se former sans que le microbe y entre pour quelque chose, bien que ce soit lui qui ait ouvert la voie au niveau du foyer primitif de l'anthrax, à une infection secondaire dont l'élément virulent, par son entrée dans le torrent circulatoire, a ensuite amené la suppuration du tissu cellulaire périrénal.

OBSERVATION VI (RÉSUMÉE)

ANTHRAX. — MYÉLITE INFECTIEUSE CONSÉCUTIVE. — NÉVRITE. — ARTHRITE COXO-FÉMORALE SUPPURÉE SECONDAIRE

(Par M. le Dr F. Fortin, chef de Clinique chirurgicale à l'Hôtel-Dieu de Rouen[1])

Voici résumée la succession des faits.

Ernestine B..., trente-six ans. Énorme anthrax de la nuque et de la partie supérieure du dos. Larges incisions. Lavages et pansements au sublimé.

Pas d'albumine, pas de sucre dans l'urine.

Au bout de cinq jours, le pus disparaît, et la cicatrisation marche lentement.

Au bout de deux mois, symptômes de myélite ; puis eschare sacrée, compliquée d'érysipèle, arthrite suppurée de la hanche, — enfin la malade succombe à une pneumonie, huit mois après le début de l'anthrax.

[1] Voir *La Normandie médicale*, 15 novembre 1890.

L'autopsie confirme l'existence d'une myélite infectieuse, d'une arthropathie suppurée, d'une pneumonie; malheureusement il n'est pas fait mention d'examen bactérioscopique.

OBSERVATION VII

MÉTASTASES PURULENTES DE L'ANTHRAX

(Communiqué par M. Verneuil au Congrès de chirurgie, 1891, au nom de MM Thierry et Beretta de Paris [1])

Un homme de trente et un ans, vigoureux, sans antécédents morbides ni diathésiques, personnels ou héréditaires, entre à l'hôpital pour un anthrax situé à la racine de la cuisse. Cet anthrax guérit en un mois. Quelques jours après sa sortie, cet homme fit une chute légère sur les reins, chute sans aucune érosion cutanée. Trois jours après cette chute, il est pris d'une douleur lombaire et de fièvre. On constate alors l'existence d'une pleurésie et, de plus. d'un empâtement douloureux à la région lombaire

On pouvait croire à l'existence d'un phlegmon périnéphrétique ; cependant il n'y avait aucun trouble de la sécrétion urinaire. Une ponction exploratrice faite dans l'épanchement pleural et dans l'abcès lombaire montra dans les deux cas l'existence du « staphylocoque doré » à l'état de pureté. Après l'incision de l'abcès, qui était très considérable, on constata que le foyer était uniquement dans le tissu cellulaire, sous le carré des lombes et descendait jusque dans la fosse iliaque. L'abcès s'était produit sans participation des os ni des reins ; il devait donc être attribué à une métastase du microbe de l'anthrax, restant encore dans l'économie, qui s'était localisé et avait repris de la virulence à propos d'un traumatisme léger.

Ce fait, ajoute M. Verneuil, est de tous points comparable à un autre que j'ai déjà publié et dans lequel un abcès de

[1] Voir *Bulletin medical*, 1391, p 332

l'aine s'était développé à la suite d'un anthrax auquel on avait fait subir des manipulations intempestives Ils prouvent tous les deux la possibilité des métastases de l'anthrax.

Ce dernier fait est bien intéressant. Un homme est atteint d'anthrax et il guérit de cet accident primitif ; mais il est encore en puissance de staphylocoques, absolument comme un homme qui vient de guérir d'une pneumonie conserve longtemps encore dans ses poumons des pneumocoques en abondance. C'est un exemple de plus de ce qu'on appelle aujourd'hui le microbisme latent. Il y a longtemps que M. Verneuil a dit qu'on pouvait considérer l'homme « comme une ménagerie en même temps qu'une véritable fabrique de produits chimiques délétères ». Cherchant à expliquer la fréquence des furoncles auriculaires chez la femme aux époques cataméniales, Lœwenberg disait. « Les germes peuvent sommeiller dans l'organisme soit parce que les éléments cellulaires des tissus leur résistent vigoureusement, soit parce que les conditions locales (chaleur, circulation, dessiccation) rendent leur multiplication impossible. Survient-il des troubles de l'économie, la résistance générale ou locale peut être affaiblie et permettre aux germes de pulluler, ainsi qu'aux coccus du furoncle qui restaient inactifs dans le conduit auditif, jusqu'à ce que la perturbation créée par les règles affaiblisse la résistance de l'organisme ou modifie les sécrétions locales. »

Dans l'ostéomyélite prolongée il en est de même. Examinant des portions d'os malade pris sur un homme de soixante ans qui avait eu une ostéo-arthrite à l'âge de quinze ans, M. Rodet put faire, à l'aide de ces débris, des cultures du microcoque de l'ostéomyélite. Chez le malade de M. Rodet, un traumatisme, une chute aurait pu réveiller l'affetion endormie ; de même chez le furonculeux une cause occasionnelle banale peut faire naître des complications qui ne se seraient pas produites sans elle.

Commentons les observations précitées. Dans le fait de MM. Thierry et Beretta, nous voyons un traumatisme, une chute sur les reins, créer « l'éternel *locus minoris resistantiæ* » ; un abcès périrénal et une pleurésie se déclarent, et dans l'épanchement pleural comme dans le pus de l'abcès, on trouve « le staphylocoque doré a l'état de pureté. » Chez le docteur dont M. Verneuil raconte l'odyssée, le froid, chez le malade de M. Michel un refroidissement et la fatigue, appellent dans le tissu périrénal les parasites qui y trouvent un terrain favorable pour se cultiver et pulluler.

Chez sa malade (v. Obs. III), M. Verneuil rencontre le staphylocoque doré dans le pus de l'abcès de l'aine consécutif à un anthrax. Enfin Chambard rapporte cette observation si intéressante de pneumonie infectieuse à staphylocoques, survenue deux jours après l'incision d'un anthrax. Il me semble qu'on peut bien affirmer après tous ces faits l'existence des métastases de l'anthrax, et que le néologisme de M. Verneuil « staphylococcose » est justifié.

M. Verneuil avait raison de dire en 1888 à l'Académie des sciences : « Je puis prouver aujourd'hui que le microbe de l'anthrax est capable d'être transporté à distance et de coloniser loin de son foyer initial, ce qui ne peut se faire que par l'intermédiaire du torrent circulatoire. Je suis arrivé à cette démonstration moitié par observation clinique, moitié par les procédés de laboratoire. »

Pour ne pas avoir été rencontré dans la circulation générale, le microbe furonculeux n'y passe et n'y vit pas moins pour cela. Rien de plus rationnel, du reste ; car, dans l'ostéomyélite des adolescents, ce furoncle des os de M. Pasteur, on rencontre dans le sang des malades le microbe commun, le staphylocoque pyogène. Dans ses expériences rapportées par Socin de Bâle au Congrès français de chirurgie, 1885, le Dr Garré réussit à trouver le staphylocoque dans le sang d'un ostéomyélitique. Sur six tubes inoculés avec le sang d'un malade atteint d'ostéomyélite, il n'y en eut qu'un qui resta stérile. Dans les cinq autres se développa soit le microcoque jaune, soit le blanc, soit un mélange des deux. M. Rodet a réussi à produire l'ostéomyélite chez les lapins en leur injectant des cultures de staphylocoques.

Pourquoi ne rencontre-t-on pas ces mêmes staphylocoques blancs ou dorés dans le sang des furonculeux, puisqu'on les trouve dans le sang des ostéomyélitiques? C'est bien singulier et bien difficile à expliquer. MM. Cornil et Babès pensent que, dans le furoncle, la structure et la vascularisation des couches supérieures de la peau s'opposent à leur entrée dans la circulation générale. Lœwnberg attribue à la structure anatomique particulière des lèvres et la facilité d'irruption des microbes dans le torrent circulatoire, et, conséquemment, la gravité et les complications fréquentes des anthrax de cette région. Des recherches sont encore à faire dans ce sens, et il est à supposer qu'on finira bien par découvrir dans le sang des furonculeux le staphylocoque qui y existe sûrement dans certaines circonstances.

Quoi qu'il en soit, de toutes ces considérations il résulte, au premier chef, que les incisions au bistouri, suivies de pressions pour évacuer le bourbillon, sont contre-indiquées, car évidemment elles peuvent favoriser l'irruption des microbes dans le torrent circulatoire et amener de fâcheuses complications. Nous ne voudrions par abuser du *post hoc propter hoc*. Mais, cependant, que voyons-nous dans les faits précités ? Chez le malade de M. Chambard, mort de pneumonie double infectieuse à staphylocoques, le traitement de l'anthrax a été l'incision cruciale (v. Obs. II) : chez la malade à l'abcès de l'aine de M. Verneuil, un médecin incise l'anthrax et exerce des pressions pour évacuer le bourbillon (v. Obs. III) ; chez le malade de M. Fortin larges incisions, myélite infectieuse consécutive, arthrite suppurée de la hanche, pneumonie (v. Obs. VI). Plus loin (v. Obs. VIII), nous citerons le fait d'un anthrax de la lèvre qui fut incisé et pansé antiseptiquement, et qui fut suivi de phlébite des veines angulaires, de pleuro-pneumonie et de phénomènes excessivement graves.

Nous avons cité le cas plus complexe de M. Michel (v. Obs. V), bien que le micrococque trouvé dans l'abcès secondaire n'était pas le staphylocoque, parce qu'il nous a semblé instructif. Il nous montre en même temps les dangers des incisions et des pressions intempestives exercées sur l'anthrax, et l'influence évidente du froid et de la fatigue sur la localisation des complication purulentes de l'anthrax. Mais, dans ce cas, c'est un autre micrococque qui a pénétré par la plaie dans le torrent circulatoire pour aller produire autour du rein un foyer d'infection secondaire, et non plus une véritable métastase de l'anthrax, comme dans les cas précédents. Le fait du reste s'explique aisément, le malade s'étant ouvert et soigné son anthrax lui-même en dehors de toute précaution antiseptique.

Tous ces faits sont très importants au point de vue de l'intervention, et nous aurons l'occasion d'y revenir dans la seconde partie de notre thèse, quand nous passerons en revue les divers traitements opposés à l'anthrax. Il nous sera permis d'accorder nos préférences à ceux qui mettront à l'abri de ces complications.

DEUXIÈME PARTIE

TRAITEMENT

Abordons donc l'histoire du traitement de l'anthrax. Elle pourrait être fort longue ; car pas une affection n'a été autant discutée au point de vue de l'intervention, pas une n'a suscité autant de méthodes de traitement. Pour ne parler que de deux grandes discussions à l'Académie de médecine, en 1866 et en 1888, on n'a jamais pu se mettre d'accord sur un traitement unique, un procédé de choix, et l'on peut dire que chaque chirurgien a sa méthode personnelle. C'est que les accidents et les complications ne sont point rares au cours de l'anthrax et que chaque praticien par une thérapeutique appropriée cherche à enrayer ceux-là et à éviter celles-ci. Nous pouvons dire que M. Polaillon est arrivé à cet idéal résultat ; aussi, après un exposé historique rapide des divers modes de traitement de l'anthrax et un aperçu de leurs avantages et de leurs inconvénients respectifs, nous leur opposerons la méthode de notre maître.

Abstention. — Cataplasmes. — Topiques

L'abstention a été et est encore préconisée dans l'anthrax, surtout dans l'anthrax circonscrit. On laisse évoluer l'affection vers sa guérison naturelle, en se contentant le plus souvent d'appliquer un cataplasme de farine de graines de lin sur la tumeur. Nous ne sommes pas partisan de ce procédé. Un des premiers, Lœwenberg s'éleva contre l'usage des cataplasmes, et montra qu'ils favorisaient la multiplication des microbes, en constituant par l'humidité et la chaleur constante un milieu de culture éminemment favorable. Si l'on voulait obtenir quand même l'effet émollient du cataplasme, il faudrait alors suivre le précepte de M. Polaillon et employer dans sa confection une solution de sublimé.

Hebra, de Vienne, a essayé des réfrigerants comme moyen abortif. On a employé dans le même but le collodion, les emplâtres compressifs, mais sans grand succès, car le microbe est déjà dans la place et continue son œuvre. Citons encore les applications de diachylon, les frictions mercurielles, les badigeonnages à la teinture d'iode préconisés par Boinet en 1865, et repris par Gingeot avec succès dans ces dernières années.

Nous accordons nettement la préférence sur ces topiques divers à l'application de simples compresses antiseptiques au sublimé. Lœwenberg préconise une solution forte d'acide borique, qui laisserait déposer une poudre fine d'acide borique cristallisé qui antiseptiserait la région et empêcherait les auto-inoculations de voisinage ; cette méthode lui réussit très bien pour les furoncles de l'oreille, organe où, du reste, l'acide borique fait merveille.

Lorsque l'anthrax ou les furoncles siègent sur le tronc ou les membres, nous croyons qu'on retirerait un grand bénéfice des grands bains de sublimé. On se mettrait ainsi à l'abri de ces autocontagions si fréquentes dans la furonculose, et l'on obtiendrait en même temps l'effet antiphlogistique et calmant du bain. On peut prescrire ces grands bains de la façon suivante :

Bichlorure de mercure . . .	ãã 20 grammes
Chlorhydrate d'ammoniaque.	
Eau.	500 grammes

Faire dissoudre et verser dans une baignoire en bois remplie d'eau.

Mais l'on n'est pas toujours en présence de ces anthrax circonscrits, bénins, et l'on rencontre fréquemment des anthrax qui ne se limitent pas, dont le cercle grandit chaque jour, qui évoluent comme des tumeurs malignes à marche rapide, et là tous les chirurgiens sont d'accord : il faut agir et agir vite. Pour se rendre maître de l'anthrax on emploie le fer, le feu et les caustiques, et depuis ces dernières années les liquides antiseptiques en pulvérisations et en injections hypodermiques.

Incision. — Excision

On peut diviser les interventions avec le bistouri en trois groupes : l'incision à l'air libre, l'incision sous-cutanée et l'excision.

1° *Incision à l'air libre.* — Dupuytren a mis en honneur l'incision cruciale à l'air libre, et beaucoup de chirurgiens employèrent ce procédé. Velpeau faisait des incisions rayonnées de douze à quatorze. Lallement, dans le but de faire cesser l'étranglement et pour dégager les vaisseaux sanguins, faisait une incision circulaire à la périphérie de l'anthrax Ces incisions calmaient les souffrances des malades, mais avant l'ère antiseptique on observait fréquemment des complications d'érysipèle et certains chirurgiens cherchèrent à soustraire la plaie produite par le bistouri au contact de l'air et ils inventèrent l'incision sous-cutanée.

2° *Incisions sous-cutanées.* — Dès 1845, J. Guérin

essayait et proposait le broiement sous-cutané de la tumeur avec une sonde à dard. Vingt ans plus tard son homonyme, M. A. Guérin, décrivait en 1865 (art. *Anthrax in : Dictionnaire de médecine et de chirurgie pratiques*, un procédé nouveau qui lui était personnel :

« Plongeant au centre de l'anthrax la lame étroite d'un bistouri droit, je l'insinue aussitôt à plat sous la peau jusqu'au-delà de la partie tuméfiée, et, quand j'ai dépassé cette limite, dirigeant le tranchant de mon bistouri vers la partie profonde, j'incise de dehors en dedans, jusqu'à ce que j'aie éprouvé une sensation de résistance vaincue. Cette première incision ne représentant qu'un rayon de la surface enflammée, j'en pratique trois autres qui viennent converger avec elle au point par lequel j'ai introduit le bistouri. »

Ce fut l'exposé de cette méthode qui donna lieu au rapport de M. Gosselin et à la discussion de 1866 à l'Académie.

M. Marc Sée est resté partisan de cette méthode sous-cutanée, et voici comme il décrivait son procédé personnel à l'Académie de médecine dans la séance du 31 janvier 1888 :

« Je pratique au niveau du point le plus déclive de la tumeur une incision de 2 ou 3 centimètres de longueur. Par cette ouverture, je fais pénétrer à plat dans les couches les plus profondes un long bistouri boutonné que je pousse dans la direction de l'anthrax, jusqu'à ce que je sente son extrémité même sous la peau, en dehors de toute induration. Appuyant alors sur le tranchant de l'instrument, je lui fais exécuter un mouvement semi-circulaire, combiné avec des mouvements de va-et-vient dans lequel son extrémité suit exactement le contour de l'anthrax et reste toujours sensible sous la peau. Cela étant fait et une des moitiés de la tumeur étant ainsi détachée de sa base et ne tenant plus au corps que par la peau, je retourne le bistouri et je traite de même l'autre moitié. »

3° *Excision.* — Il existe une troisième manière d'utiliser le bistouri dans le traitement de l'anthrax, et cette méthode a de nombreux partisans, surtout parmi les jeunes chirurgiens, c'est l'excision. Pour eux, l'anthrax est une tumeur maligne, et il faut l'extirper comme une tumeur maligne. C'est très rationnel en somme, et nous accordons la préférence à ce procédé sur les autres méthodes sanglantes.

C'est Broca qui le premier en eut l'idée : « Il y a longtemps, disait-il, que, frappé de la gravité de certains anthrax, j'ai eu la pensée qu'il conviendrait peut-être de se comporter à leur égard comme pour une tumeur maligne, de les extirper et de les détruire. Cela deviendra peut-être de la chirurgie rationnelle. Mais, si je n'ai pas obéi à mon idée, c'est qu'il est bien difficile de prévoir ce que deviendra un anthrax donné. »

Trélat a adopté cette idée en principe pour les anthrax envahissants, et plus tard, M. Labbé pour les anthrax ligneux.

A l'étranger cette méthode compte de nombreux partisans. M. Le Fort, dans un voyage en Russie, a vu les chirurgiens de ce pays détruire les anthrax avec la curette tranchante et en obtenir de bons résultats. Les journaux de 1891 font mention de nombreux faits d'excision d'anthrax : Anthrax traité par l'extirpation, par Nicholas (*New York med. Record,* 23 mai) ; anthrax traité par l'excision et l'ipécacuanha à l'intérieur et en pansements, par Colley (*Lancet,* 17 octobre) ; anthrax traité par l'excision et l'irrigation mercurielle, par Hutton (*The Lancet,* 19 septembre) ; extirpation de l'anthrax, par Riedel (*Deustche med. Woch.*) ; etc.

Nous ne voulons point faire un procès en règle aux méthodes sanglantes. Evidemment, depuis l'ère antiseptique surtout, nombre de chirurgiens obtiennent avec elles de très beaux succès. Mais M. Verneuil en a exposé les dangers réels au cours de la discussion de 1888, et il y avait complètement renoncé pour se rallier à la cautérisation ignée, quand il imagina sa méthode des pulvérisations phéniquées.

Il ne faut pas oublier en effet que l'anthrax est une

umeur microbienne, et que les actions chirurgicales exercées sur le foyer pathologique répandent à la surface de la plaie les microbes renfermés dans l'anthrax ; alors ces derniers peuvent coloniser à l'intérieur par autoinoculation et pénétrer dans le torrent circulatoire pour aller produire des abcès lointains, de véritables métastases, et cela malgré les pansements antiseptiques, nous en avons cité des exemples (v. Obs. II, VI et VIII).

Si l'on veut employer le bistouri, on doit faire l'excision, parce qu'alors on extirpe entièrement le foyer morbigène, et que l'action des antiseptiques est complète et sûre. Mais, même avec le procédé, l'ouverture des vaisseaux reste quand même un danger, car elle produit des hémorrhagies graves chez des sujets affaiblis ou dyscrasiques et difficiles à arrêter à cause de l'inflammation des tissus ; elle peut en outre propager la gangrène toujours prête à s'installer chez un diabétique.

Cautérisation ignée

La cautérisation au fer rouge n'est pas nouvelle, Boyer l'employait au commencement du siècle; mais c'est surtout depuis la vulgarisation du thermo-cautère Paquelin qu'on l'a érigée en méthode de traitement contre l'anthrax. Dès sa mise en pratique, la gravité si grande des anthrax de la face et des lèvres fut atténuée. L'emploi du feu, tout en calmant la douleur intense atroce provoquée par les furoncles et les anthrax de cette région, prévint la phlébite et la diffusion du mal.

M. Verneuil traversait la lèvre malade de part en part avec l'aiguille incandescente et rapprochait les ponctions. Pour les anthrax des autres régions il combinait les débridements multiples et rayonnés avec les ponctions. M. Reclus fait avec le thermo-cautère des sillons rayonnés profonds et leur associe une incision circulaire moins profonde à la périphérie de la tumeur de manière à dessiner une véritable roue de voiture (v. Relus, *Clin. chirurg. de l'Hôtel-Dieu*).

Par son fonctionnement même le thermo-cautère Paquelin exige une lame assez épaisse et par là même difficile à manier dans des tissus souvent ligneux. On a songé à utiliser les anses galvaniques pour la cautérisation de l'anthrax. En juin 1889 M. Quenu présenta à la Société de chirurgie un nouveau couteau galvano-caustique en platine irridié construit par M. Sorel. Un élève de M. Quenu, Lecaille, dans sa thèse inaugurale (juillet 1890) le décrit ainsi : « La partie destinée à rougir a un millimètre au dos et un tiers de millimètre à la tranche. Cet instrument est porté au blanc sur une longueur de 18 millimètres par un courant dont on gradue à volonté l'intensité. Avec lui, M. Quenu ponctionne profondément les points suspects qui se révèlent à la vue par une légère saillie, au toucher par une induration plus marquée ; il compare le canal creusé par la ponction a un drain par où vont s'éliminer aisément les produits septiques et les débrits sphacélés, et qui donnera libre accès aux antiseptiques. Avec l'aiguille il creuse quelquefois des tunnels rayonnés et aboutissant à un puits central. »

La cautérisation au fer rouge, appliquée au traitement de l'anthrax, donne d'excellents résultats. Elle n'expose point aux complications possibles des incisions, et elle a sur l'excision l'avantage de ne point produire d'hémorrhagie.

Pulvérisations et injections hypodermiques de liquides antiseptiques

Frappé des dangers de l'intervention sanglante M. le Prof. Verneuil employait le thermo-cautère contre les anthrax, lorsqu'il imagina la méthode des pulvérisations phéniquées, que tout le monde connaît et à laquelle il reste fidèle. Ce fut l'exposé de cette méthode qui donna lieu à l'Académie de médecine à la grande discussion de 1888.

Pour les anthrax petits et moyens, M. Verneuil emploie des pulvérisateurs à alcool pouvant fonctionner au moins vingt-cinq minutes. Pour les grosses tumeurs, il recommande des appareils plus puissants donnant une vapeur plus abondante et d'une force de pénétration plus considérable.

Voici comment il procède :

« On place l'appareil à 25 ou 30 centimètres de la peau en réglant le jet suivant la sensation éprouvée par le malade ; généralement je n'interpose rien entre la vapeur phéniquée et la plaie, ou bien je mets une épaisseur de tarlatane Je n'ai mis en usage jusqu'ici que la solution d'acide phénique à 2 0/0.

Le nombre et la durée des séances peut varier : en moyenne deux, trois ou quatre séances quotidiennes suffisent. Dans l'intervalle, on se contentera d'appliquer un pansement phéniqué humide recouvert de taffetas gommé.

Voici, en somme, résumées les recommandations essentielles :

1° Garantir soigneusement contre le spray les parties voisines de l'anthrax avec des compresses, des serviettes roulées en boudins, des coussins perforés, des pièces de diachylon ou de carton, percées à leur centre, etc., dispositions qui varieront nécessairement suivant les régions, et qui auront pour but de ne point mouiller le malade, ni son lit, ni ses vêtements ;

2° Donner au patient une attitude commode pendant

la séance, afin qu'il ne ressente point de lassitude et n'éprouve que le bien-être qui est la règle. Pour le furoncle ou l'anthrax de la nuque ou du dos, beaucoup de patients se trouvent bien à cheval sur une chaise et le bras appuyé sur le dossier.

Quand le mal siège au périnée ou près de l'anus, la position de la taille convient bien, et pour la région lombaire ou fessière le décubitus latéral avec flexion d'un membre.

... Au début ce traitement a chance d'être abortif, plus tard il arrête les progrès du mal ; plus tard encore il limite le sphacèle, favorise l'élimination et surtout désinfecte à merveille la plaie anfractueuse et suppurante, ce qui entraîne la chute de la température et la cessation des phénomènes généraux. » (Voir. *Sem. médicale*, 1888, p. 19.)

On ne pouvait nier les bons résultats obtenus à l'aide de cette nouvelle méthode, mais l'interprétation fut différente. Pour les réfractaires à la théorie microbienne de l'anthrax, c'était comme anesthésique qu'agissait l'acide phénique. Mais, comme le fit judicieusement remarquer Trélat, l'acide phénique n'est anesthésique qu'a haute dose, et non aux doses faibles employées par M. Verneuil. A ce propos, nous lisons, dans le numéro de la *Semaine médicale* du 8 octobre 1890, qu'un docteur américain, J. Napier, badigeonne les anthrax avec de l'acide phénique et en obtient les meilleurs résultats anesthésiques; mais ce praticien emploie l'acide phénique pur.

D'autres, comme M. Perrin, ont prétendu que c'était l'effet de la vapeur tiède sur l'anthrax qui produisait cette amélioration, et qu'avec la balnéation prolongée dans l'eau chaude il obtenait les mêmes résultats. On peut objecter à M. Perrin que le bain le plus pratique est le cataplasme, car il est permanent et portatif, et cependant c'est un moyen de traitement détestable. Certes, le bain a un effet calmant très salutaire, mais nous le voulons antiseptique; toutes les eaux ne sont pas pures, et c'est pour cela que nous préférons les bains de sublimé aux bains d'eau chaude de M. Perrin, car avec ceux-là l'effet sera double. La balnéation du reste n'est pas applicable à tous les cas : on ne peut baigner les anthrax du nez, des lèvres, de la face.

C'est bien comme antiseptique qu'agissent les pulvérisations phéniquées, et, voyant les bons résultats de cette méthode, certains praticiens imaginèrent de porter la substance antiseptique dans la tumeur elle-même au moyen d'injections hypodermiques. MM. Arnozan et Lande, professeurs agrégés de la Faculté de Bordeaux, *in: Jounal de médecine de Bordeaux*, 1889, ont publié deux observations que nous croyons intéressant de résumer.

OBSERVATION VIII (RÉSUMÉE)

ANTHRAX DE LA LÈVRE SUPÉRIEURE. — PHLÉBITE DES VEINES ANGULAIRE. — COMPLICATIONS GRAVES. — GUÉRISON PAR LES INJECTIONS HYPODERMIQUES D'ACIDE PHÉNIQUE.

M. X..., vingt-sept ans, avocat. Obésité précoce.

Pas de sucre, mais notable quantité d'albumine dans les urines

Anthrax de la lèvre. Incision au bistouri. Pulvérisations boriquées et applications de vaseline boriquée sur l'incision.

Phlébite des veines angulaires. Phénomènes généraux graves : prostration, fièvre violente, faiblesse excessive.

Pleuro-pneumonie à gauche et en arrière.

Injections d'acide phénique plusieurs fois par jour et pendant quatre jours (à huit heures, midi, quatre heures, onze heures, à la périphérie de l'anthrax de la lèvre et au niveau du point de côté correspondant au foyer de pleuro-pneumonie infectieuse.

La solution d'acide phénique était à 1/50 dans de l'eau distillée sans addition d'alcool.

Malgré l'envahissement du poumon droit et un état extrêment grave, la guérison est obtenue, et après de longs mois le malade reprend son embonpoint.

1° L'albuminurie constatée n'a donc point été une contre-indication de l'emploi de l'acide phénique, et sous l'influence des injections hypodermiques elle a même diminué ; — 2° les injections phéniquées ont eu un effet abortif certain sur l'anthrax lui-même, dont la marche envahissante s'est arrêtée ; — 3° là encore on trouve les complications de pleuro-pneumonie infectieuse signalée par Chambard.

OBSERVATION IX (RESUMÉE)

Mme A..., soixante-cinq ans. Anthrax de la région interscapulaire du volume d'un œuf.

Cataplasmes phéniqués, r gime tonique.

Au bout de quelques jours, le volume de l'anthrax s'accroît et soudain l'état général devient fort mauvais. Etat semi-comateux, grande faiblesse contre-indiquant une opération sanglante.

Le 24 novembre. On injecte dans le tissu cellulaire de la zone phériphérique enflammée 5 grammes d'une solution au dixième ainsi formulée :

Glycérine neutre à 30°.	ãã 15 grammes
Eau distillée	
Acide phénique cristallisé	3 grammes

Ces injections sont faites en cinq points extrêmes circonscrivant la région enflammée. Elles représentent une dose totale de 50 centigrammes d'acide phénique pur.

Violentes douleurs. Urines noires.

Le 25 au soir. Injections de 30 centigrammes d'acide phénique en trois piqûres

Pas de phénomènes d'intoxication.

Le 26. Injections de 20 centigrammes.

Le 27, le 28 et le 29. Injections de 10 centigrammes par jour.

Mme A..., qui était dans un état désespéré, quand on eut recours aux injections sous-cutanées d'acide phénique, a guéri.

Voici les conclusions de MM. Arnozan et Lande :

1° Les injections sous-cutanées d'acide phénique constituent une méthode de traitement efficace de l'anthrax malin, accompagné de phénomènes généraux graves ;

2° Dans les cas urgents, les injections peuvent être faites avec une solution d'acide phénique au dixième (glycérine neutre et eau), et la dose à injecter peut être portée sans danger chez l'adulte jusqu'à 50 centigrammes. Dans tous les autres cas, il vaut mieux, à cause de la douleur, employer la solution à 5 0/0 (Boursier) ;

3° Sous l'influence des injections hypodermiques faites par cette méthode, les symptômes généraux s'amendent rapidement, et le pronostic change dans les quarante-huit heures. L'état local est aussi heureusement influencé par les injections d'acide phénique.

Un médecin anglais, J. Hornsey Canon, *in : The British medical journal*, juillet 1890, rapporte qu'il a guéri trois cas de pustule maligne et un cas d'anthrax, par des injections hypodermiques de perchlorure de mercure à 1 pour 1000.

On ne peut encore juger définitivement les injections sous-cutanées d'antiseptiques, on les dit très douloureuses. Mais les succès obtenus dans deux situations graves par MM. Arnozan et Lande méritent certainement d'appeler l'attention sur elles. Quant aux pulvérisations phéniquées de M. Verneuil, elles ont fait leurs preuves.

Mais on ne peut dire qu'elles soient applicables à tous les cas. En présence d'accidents graves, il faut agir vite et plus énergiquement. Il est des anthrax ligneux, que le bistouri a peine à entamer, et qui à la tranche ne donnent que quelques gouttes de pus ; les liquides ont grand'peine à assurer l'antisepsie de la plaie ; comment a-t-on objecté, iraient-ils tuer les microbes à l'intérieur du tégument intact ? Il est vrai qu'on peut répondre à cette objection que les principes actifs du spray pénétrent bien à travers l'épiderme dans l'organisme, puisqu'après les pulvérisations phéniquées on a pu retrouver l'acide phénique dans les urines.

Mais l'application du traitement n'est pas toujours facile : il faut un grand luxe de précautions pour garantir les parties saines et les vêtements du malade contre les vapeurs du spray. Les attitudes à donner au patient peuvent être incommodes et très pénibles, d'autant que, pour être efficaces, les séances de pulvérisations doivent être longues. Quoi qu'il en soit, dans des conditions bien déterminées, quand le siège du mal y prête, dans l'anthrax au début surtout, les pulvérisations phéniquées constituent un excellent traitement abortif qu'il faut essayer.

Cautérisation potentielle

Il ne nous reste plus à examiner qu'un dernier mode de traitement, la destruction de l'anthrax au moyen des caustiques potentiels. Nous commencerons par donner un court aperçu historique des phases par où a passé ce mode de traitement avant d'être érigé en méthode rationnelle par M. Polaillon.

Le plus célèbre des caustiques est, à coup sûr, le chlorure de zinc ; il est devenu d'un emploi journalier en thérapeutique chirurgicale et rend des services signalés. Ce fut Hanck de Breslau, en 1824, qui fit les premières applications chirurgicales du chlorure de zinc, en solution concentrée pour détruire les *nœvi materni*, modifier les ulcères et en hâter la cicatrisation. Dix ans plus tard, en 1834, Canquoin, *in* : *Mémoire sur un nouveau mode de traitement des affections cancéreuses*, adressé à l'Académie royale de médecine, fit connaître sa pâte phagédénique au chlorure de zinc avec laquelle il prétendait guérir le cancer.

Dans sa thèse (1836), *De l'emploi des caustiques dans le traitement des affections du col de l'utérus*, M. A. Hardy constata ses propriétés hémostatiques. Bonnet, de Lyon, étudia son action coagulante sur les varices et inspira à son cousin E. Bonnet sa thèse de Paris (1843), *Du chlorure de zinc et de son emploi en clinique chirurgicale*. On employait à Lyon la pâte de Canquoin pour le traitement des adénites, varices, épiplocèles, anévrysmes, varicocèles, polypes et cancers.

Maunoury de Chartres, Follin et surtout Maisonneuve préconisaient cette pâte comme traitement général des tumeurs. Dans son *Mémoire sur une nouvelle méthode de cautérisation dite cautérisation en flèches permettant d'obtenir en une seule séance la destruction des tumeurs les plus volumineuses*, lu à l'Académie des Sciences, en 1858, Maisonneuve s'exprimait ainsi :

« Le caractère essentiel de la nouvelle méthode consiste en ce que le caustique, au lieu d'être appliqué à l'extérieur des tissus et d'agir sur eux de dehors en dedans, est, par une manœuvre spéciale, porté d'emblée dans leur profondeur, de manière à opérer leur destruction de l'intérieur à l'extérieur. Le caustique le plus commode pour cette opération est la pâte de Canquoin que l'on dispose en flèches coniques ou petites tiges plates ou cylindriques, ou en masses fusiformes suivant les indications à remplir. Ces flèches, quelles que soient leurs formes, doivent être fermes et résistantes, ce que l'on obtient par la dessication. Pour les introduire, tantôt il suffit de les enfoncer directement dans les tissus, quand ceux-ci ont une consistance molle ; tantôt il convient de leur préparer la voie avec le bistouri si les tissus offrent trop de résistance. »

Bodet (thèse, 1880) étudie les injections interstitielles de chlorure de zinc dans les goitres et les polypes naso-pharyngiens.

On voit que dans tout cela il n'est pas question d'anthrax. L'idée de détruire cette tumeur par le caustique n'est cependant pas nouvelle ; Boyer employait à cet effet tantôt la potasse caustique, tantôt le muriate d'antimoine. En présence des complications fréquentes d'érysipèle après l'incision des anthrax, certains chirurgiens eurent l'idée de supprimer la surface cruentée en la cautérisant, et ils combinèrent l'incision avec la cautérisation.

Denucé pansait les incisions avec des plumasseaux imbibés de perchlorure de fer à 20 degrés. Follin cautérisait suivant les cas avec le fer rouge, la potasse caustique ou la pâte de Canquoin, Cabanellas avec le nitrate acide de mercure, Boinet et Forget avec la teinture d'iode.

D'autres chirurgiens exclurent complètement l'usage du bistouri, et attaquèrent l'anthrax par les caustiques seuls. Soulé, de Bordeaux, faisait une cautérisation cruciale profonde avec la pâte de Vienne, appliquée directement sur les téguments : il excisait les eschares et faisait des injections et des pansements à la teinture d'iode.

En 1866, dans la *Gazette des hôpitaux*, Adolphe Richard décrivit un procédé qui lui donnait toute satisfaction : « Du centre de la tumeur jusqu'aux limites extrêmes de la rougeur on fait partir de trois à six rayons, larges de 3 millimètres, limités par des bandelettes de diachylon : ils sont couverts pendant douze minutes de poudre de Vienne bien fraîchement préparée, bien porphyrisée et délayée dans de l'alcool.

Après douze minutes, les bandelettes sont enlevées, le caustique s'éteint par un peu d eau vinaigrée : on absterge, et chaque traînée noirâtre est couverte d'une lanière de pâte de zinc. Des bandelettes de diachylon imbriquées, couvertes d'un large feuillet d'ouate forment l'appareil. Sept à huit heures après, avant, la nuit, par exemple, on lève les pansements, on excise les eschares qui comprennent maintenant tout le derme. On couche dans les rigoles ainsi préparées de nouvelles lanières de pâte de zinc qu'on déprime dans le fond avec un peu d'amadou.

Troisième et dernier pansement le lendemain matin : on est dans le tissu cellulaire sous-cutané, on incise les eschares et on dépose de nouveaux fragments de pâte caustique, cette fois plus épais, et l'opération est terminée, car on est au centre du mal, on touche directement le bourbillon, et cela s'est fait en quinze à vingt heures.

Depuis 8 ans à la-clinique à Cochin, à Lariboisière, à

Beaujon et aussi en ville, j'ai traité tous mes anthrax de cette façon et toujours avec succès. Aucun de mes internes, aucun de mes confrères ne pourrait citer un cas où je n'aie pas réussi du premier coup. »

Cette méthode d'Adolphe Richard, qui donnait de si merveilleux résultats, était compliquée, lente et très douloureuse. M. Polaillon détruit d'énormes anthrax le plus souvent en une seule séance, en lardant positivement la tumeur de petites flèches de Canquoin. Il emploie la pâte de Canquoin forte, ainsi composée :

Chlorure de zinc	1	partie
Farine de seigle	1	—

Cette pâte est durcie par le dessèchement dans une étuve.

Destruction de l'anthrax par les flèches caustiques au chlorure de zinc, suivant le procédé de M. Polaillon.

Pour l'exposé du manuel opératoire, nous laissons la parole à M. Polaillon, qui l'a décrit dans sa communication faite à la Société de médecine de Paris, dans la séance du 11 juin 1887.

« Il faut distinguer plusieurs cas:

1° Lorque l'anthrax est en voie de suppuration et lorsque la peau est perforée en plusieurs points, j'introduis par les ouvertures des flèches que j'enfonce facilement dans le bourbillon, de manière à le remplir de flèches caustiques. En quelques heures le bourbillon forme une masse solide, séparée des tissus sains par une zone de tissus cautérisés, et en quelques jours cette eschare s'élimine laissant à sa place une surface bourgeonnante qui marche rapidement vers la cicatrisation;

2° Lorsque le bourbillon de l'anthrax commence à se former et n'apparaît que par un petit pointillé blanchâtre à la surface de la peau, je crée une voie à l'introduction des flèches caustiques en ponctionnant la tumeur soit avec le bistouri, soit avec le thermo-cautère. Ces ponctions sont plus ou moins nombreuses suivant l'étendue de l'anthrax, et sont espacées les unes des autres d'environ 2 centimètres. Une eschare comprenant tout l'anthrax se forme et s'élimine rapidement. La marche de la maladie en est très considérablement abrégée;

3° Lorsque l'anthrax est à son début, lorsqu'il n'y a pas de suppuration, lorsqu'il y a peu de fièvre, je me borne à le traiter par des applications émollientes, attendant le moment où le bourbillon apparaît pour le détruire par les flèches caustiques. Mais, si l'anthrax s'accompagne d'un appareil fébrile intense, s'il est volumineux, je n'hésite pas à le larder de flèches de Canquoin. Par ce moyen tous les phénomènes inquiétants sont ordinairement enrayés.

Dans tous les cas, je recouvre la surface de l'anthrax d'une épaisse couche de compresses imbibées d'une solution phéniquée, ou mieux d'une solution au sublimé à 1 pour 1000. Depuis longtemps je donne la préférence au sublime. J'applique un cataplasme de farine de graines de lin fait avec la solution de sublimé, et j'obtiens ainsi l'effet antiseptique du sublimé et l'effet émollient du cataplasme.

Ce traitement a l'inconvénient d'être douloureux pendant une, deux ou trois heures, mais il fait cesser avec une merveilleuse rapidité la fièvre et les phénomènes inquiétants, et transforme du jour au lendemain une maladie infectieuse grave en une plaie simple. »

Nous tenons à faire remarquer un point sur lequel M. Polaillon insiste beaucoup : il faut introduire dans l'anthrax des flèches très minces de 2 ou 3 millimètres d'épaisseur. On taille ces lanières extemporanément, en leur donnant une longueur de 1 à 2 centimètres, proportionnée à la profondeur même de l'anthrax qu'on veut attaquer. C'est à ce tour de main que M. Polaillon doit ses résultats supérieurs à ceux de ses internes qui emploient le procédé. L'action du chlorure de zinc est très puissante, et il n'est pas besoin de trop de caustique ; car on produirait des désordres et des douleurs inutiles.

Le but est de dessécher le bourbillon, de détruire le centre morbigène, et rien que lui autant que possible.

Evidemment, dans les diverses opérations que comporte la méthode : introduction des flèches, enlèvement des eschares, pansements, il faut observer les règles de la plus stricte antisepsie. La liqueur de van Swieten est ici un agent héroïque, et M. Polaillon n'a eu qu'à se louer de l'avoir substituée à l'acide phénique dans les lavages et les pansements.

Examinons maintenant les résultats obtenus avec ce mode de traitement. Depuis treize années que M. Polaillon l'a mis en pratique, il n'a pas observé un seul cas d'érysipèle, ni en ville ni à l'hôpital. En 1887, au moment de sa communication à la Société de médecine, sur 48 cas traités par son procédé, M. Polaillon a obtenu 47 guérisons et un seul insuccès que vraiment on ne peut imputer à la méthode thérapeutique ; car il s'agissait d'un homme de quarante-quatre ans, glycosurique à un haut degré, entré à l'hôpital avec un anthrax du dos énorme, datant d'un mois, traité chez lui par les incisions, et aggravé par une inflammation diffuse s'étendant à la nuque et au cou. Cet homme a succombé à une suppuration intense dont il ne pouvait plus faire les frais, et tout traitement eût été impuissant.

Nous avons demandé à M. Polaillon de nous communiquer les cas qu'il avait eus à traiter depuis 1887, et nous avons réuni 44 cas nouveaux d'anthrax traités par les flèches de Canquoin dans son service de la Pitié, 44 guérisons. La moyenne du traitement est de vingt et un jours. On voit que les résultats sont aussi brillants que ceux de la première statistique, et ces chiffres sont assez éloquents pour qu'il ne soit pas besoin de plaider longtemps la cause de la méthode. En laissant de côté le cas de ce glycosurique mort dans les conditions que nous indiquons plus haut, nous arrivons à cette statistique totale singulièrement favorable :

91 cas d'anthrax traités par flèches caustiques
91 guérisons dans un laps de temps moyen de 21 jours

Et il ne faudrait pas croire qu'il ne s'agissait que de petits anthrax Sur cette statistique il y a une trentaine d'anthrax du volume moyen d'une paume de main. Nous notons trois de ces énormes anthrax de la nuque allant d'une oreille à l'autre, et qui sont si effrayants : la guérison en a été obtenue en trente-quatre jours, en moyenne. M Polaillon a le souvenir d'un de ces anthrax énormes qu'il observa chez un diabétique très avancé, en ville, et qu'il parvint à guérir par son procédé, alors que tout autre traitement eût fatalement emporté le malade

Nous ne donnerons pas ici les 91 observations recueillies à la Pitié, ce serait bien fastidieux et bien inutile. Nous nous contenterons d'en citer quelques-unes. Nous empruntons à la thèse de Paris, de Dulout (1888), sur les affections furonculeuses et leur traitement, les trois observations détaillées qui suivent :

OBSERVATION X

ANTHRAX DE LA NUQUE

Le nommé J. P .., forgeron, âgé de soixante-seize ans. entre au mois de février dans le service de Dr Polaillon, pour un énorme anthrax siégeant au niveau de la nuque et s'étendant en haut dans le cuir chevelu. Au moment de son entrée, le malade se plaint de douleurs très vives qui s'irradient vers la tête et le dos.

Il a de la fièvre, 39°,5 le soir. Pas de sucre dans les urines.

Le malade se présente la tête penchée en avant, complètement immobilisée ; la nuque est le siège d'une tuméfaction très étendue. La peau est lisse, rouge, tendue, d'une dureté ligneuse ; la pression très douloureuse arrache des cris au malade qui présente cependant une sensibilité générale fort émoussée. Sur les limites de l'anthrax, la peau est rosée et œdemateuse.

Au centre, on observe trois ou quatre orifices de diamètre variable, par lesquels s'échappe un liquide séro-purulent Le fond de ces orifices est jaunatre, rempli par du liquide et des tissus nécrosés

M. Polaillon introduit dans les orifices et dans d'autres faits artificiellement de petites flèches de pate de Canquoin ; puis on panse la plaie avec des compresses au sublime.

Le soir même, on observe une défervescence de la température ; pour la première fois depuis huit jours, le malade repose un peu ; le lendemain la température est descendue à la normale. Le pansement est enlevé et une eschare grisâtre décele le centre de la tuméfaction qui a cessé de s'accroître. On lave la plaie au sublimé, et les parties sphacélées se laissent détacher facilement. Les douleurs ont disparu, la tuméfaction est arrêtée dans sa marche envahissante, et les bords de la plaie détergée commencent à bourgeonner dès le second jour.

Quand la plaie a été completement detergée, elle présentait une tres grande surface repondant à celle de l'anthrax : 7 centimètres de largeur, sur 4 centimètres de hauteur. De plus la cavité assez marquée était exagérée par l'aspect des tissus environnants qui étaient infiltés et œdématiés.

Malgré les dimensions considérables de la plaie, la réparation de la perte de substance a été très rapide ; la plaie lavée soigneusement tous les matins bourgeonne, tandis qu'à la périphérie un nouvel épiderme se forme, la cicatrisation se faisant des bords vers le centre.

On est obligé de cauteriser quelques bourgeons saillants, et le malade sort guéri après un mois de traitement. A ce moment il restait une plaie bourgeonante transversale.

Ce malade, que j'ai eu l'occasion de revoir depuis, était absolument guéri ; il ne restait de cette énorme perte de tissus qu'une simple ligne transversale, où le tégument revêt un aspect rosé contrastant avec la couleur normale de l'épiderme environnant Les mouvements du cou, sont normaux et le tissu cicatriciel est mobile sur les parties profondes.

Ainsi donc cet anthrax volumineux, présentant des phénomènes généraux, très marqués à l'arrivée du malade, avait été heureusement modifiés par l'application des flèches de Canquoin

Disparition rapide de la douleur et des phénomènes géné raux, arrêt de la marche envahissante de l'anthrax, eschare rapidement détergée. Apparition consécutive des bourgeons cicatriciels et guérison rapide tels ont été les bienfaits dus aux fleches de Cauquoin.

OBSERVATION XI

ANTHRAX DE LA LÈVRE SUPÉRIEURE

P. M. ., sourd-muet, âgé de trente-trois ans et de bonne constitution, entre à la Pitié le 14 mai. Il présente une lèvre supérieure tuméfiée, très douloureuse, ainsi qu'on peut le constater par la mimique du malade. Tout le côté gauche de la face était rouge, œdématié, surtout au niveau de la paupière inférieure. Le début de cet anthrax remontait à cinq jours, pendant lesquels le malade avait beaucoup souffert.

Au centre de l'anthrax on observe deux petits points blanchâtres. Pour ce qui est des phénomènes généraux, il est difficile de se renseigner ; quoi qu'il en soit, le malade manifeste une vive douleur qui lui ôte tout sommeil.

M. Polaillon introduit dans les deux orifices deux petites flèche de pâte de Canquoin; on recouvre la plaie avec des compresses de sublimé.

Le malade est pansé le lendemain, la plaie est encore très douloureuse, ce qui s'explique par le siège de l'anthrax. mais la tuméfaction a diminué et la température, qui avait atteint 39°,2, est retombée à la normale.

Le second jour, après l'application des flèches de Canquoin. on enlève une eschare du volume d'une noisette ; la plaie est très profonde, rouge et saigne légèrement ; on continue le pansement avec des compresses de sublimé.

Le jour suivant, on constate que les bourgeons charnus remplissent la cavité ; le travail de réparation se fait rapidement et le malade sort guéri au bout d'une semaine de sejour à l'hôpital. Il a une petite plaie qu'on recouvre d'un peu de collodion iodoformé. La cavité a complètement disparu.

Le malade étant revenu se montrer trois jours après, on constate que la cicatrisation est complète

OBSERVATION XII

ANTHRAX DU DOS

Le nommé C. P.., employé à la Compagnie d'Orléans, a toujours joui d'une bonne santé ; pas d'antécédents héréditaires ni personnels, pas de sucre dans les urines. Il entre dans le service pour un anthrax, ayant l'étendue de la paume de la main. La tumeur siège au côté droit, au niveau des dernières fausses côtes et à 3 centimètres en dehors des apophyses épineuses lombaires.

Au moment de son entrée, le malade accuse une forte douleur qui l'oblige à se tenir dans l'extension. Tous les mouvements sont pénibles, surtout la flexion du tronc sur les cuisses.

La température atteint le soir 39°,5.

Le lendemain, M. Polaillon institue le traitement par les flèches de Canquoin, il les enfonce dans les orifices qui sont assez nombreux.

Comme dans les cas précédents, on observe dès le premier jour une atténuation très notable des phénomènes généraux. et un arrêt du développement de la tumeur.

Le second jour. On enlève une large eschare ; la plaie est lavée tous les jours avec une solution phéniquée au quarantième, et on fait les pansements avec des compresses de sublimé. La plaie se déterge et bourgeonne rapidement, la cavité ne tarde pas à se combler et le malade sort guéri de l'hôpital au bout de quelque temps.

Notre excellent ami, M. L. Brodier, pendant son année d'internat dans le service de M. Polaillon, a été témoin des merveilleux résultats obtenus avec la cautérisation de l'anthrax par les flèches de Canquoin ; il l'a employée lui-même, et nous devons à son obligeance les quelques observations résumées d'anthrax, petits et moyens, qui suivent :

OBSERVATION XIII (RÉSUMÉE)

S. (Emile), vingt-quatre ans, jardinier. entre à la Pitié, salle Broca, numéro 16, pour un anthrax de la nuque, le 27 février 1891.

Le mal a débuté il y a quelques jours par un petit clou qui a grossi peu à peu, et qu'il attribue à l'usage de porter sur sa tête et sur le col de son vêtement des pots de fleurs. Il n'a jamais eu de clous ni d'anthrax antérieurement.

28 février. La tumeur a 8 centimètres de diamètre environ : son sommet aplati offre un cratere par lequel sortent un pus sanguinolent et un bourbillon jaunatre. La douleur est assez vive et exaspérée par la pression. Fièvre, anorexie constipation. Pas de sucre dans les urines.

M. Polaillon introduit cinq ou six petites flèches de pate de Canquoin dans les orifices bourbillonneux. Insomnie.

1er mars Le malade ne souffre pas. Avec la pince on retire de grands débris de tissu cellulaire sphacélé. Comme il y a suppuration, on fait de grands lavages au sublimé. Pansement avec des compresses de sublimé.

2 mars. Le malade a dormi cette nuit. Il n'a plus de fièvre. plus de constipation. L'appétit est revenu.

4 mars. Pour arrêter la suppuration, on continue les lavages et les compresses au sublimé. Il existe trois grandes pertes de substance séparées par des ponts de substance rosee ; le fond de la plaie se déterge.

6 mars. La suppuration est arrêtée, la plaie se couvre de bourgeons charnus.

9 mars. Le malade peut sortir de l'hôpital. Il revient les jours suivants se faire panser, et la plaie se rétrécit de jour en jour.

OBSERVATION XIV (RÉSUMÉE)

D... (Paul), vingt-huit ans, ouvrier, entre à la Pitié le 23 novembre 1891, salle Broca, numéro 32, pour un anthrax à la nuque.

Le mal a débuté il y a sept jours par des démangeaisons, puis une douleur vive le privant de sommeil. Il a appliqué un cataplasme au point malade. Depuis trois jours la suppuration s'est établie.

Actuellement, à la nuque, il présente une tuméfaction circonscrite de la peau du volume d'une orange, dure, offrant de nombreux pertuis, par où la pression fait sourdre des bourbillons blanchâtres La base indurée remonte assez haut sur l'occiput.

Pas de sucre, pas d'albumine dans les urines. Peu de constipation. Température, 38 degrés.

24 novembre. M. Polaillon enfonce trois flèches de Canquoin dans les orifices bourbillonneux, et prescrit pour le soir 3 grammes d'hydrate de chloral.

25 novembre Le malade n'a guère dormi. Mais il n'a plus de fièvre, il souffre beaucoup moins. L'anthrax cesse de s'étendre. Compresses de sublimé.

26 novembre. On enlève l'eschare.

30 novembre. La plaie est en voie de guérison. Pansement au sublimé.

2 décembre. Le malade sort sur sa demande.

OBSERVATION XV (RÉSUMÉE)

L... (Louis), quarante-sept ans, terrassier, entre à la Pitié le 23 septembre 1891, salle Broca, numéro 41, pour un petit anthrax de la région parotidienne.

Il y a quatre ou cinq jours, il a remarqué près du lobule de l'oreille une élevure qui n'a pas tardé à rougir, à devenir très douloureuse, puis à acquérir le volume d'une grosse noix. Elle n'entrave pas trop les mouvements de mastication.

24 septembre. — Cette tumeur s'est crevée pendant la nuit : du pus sort par quatre ou cinq orifices. On introduit par les orifices des flèches de Canquoin. Pansement au sublimé.

25 septembre. — On renouvelle le pansement.

26 septembre. — On enlève l'eschare. Toujours même pansement.

4 octobre. — Le malade sort guéri.

OBSERVATION XVI (RÉSUMÉE)

L... (Eugène), trente-trois ans, charretier, entre à la Pitié le 9 décembre 1891, salle Broca, numéro 17, pour un anthrax de la région épigastrique.

Le mal a débuté il y a huit jours par un petit bouton, sans cause connue. Les douleurs sont vives. Pas de furonculose antérieure. A l'heure actuelle, le malade présente au niveau de la région épigastrique une tumeur rouge, très douloureuse, du volume d'une paume de main d'enfant, percée de nombreux orifices par où s'échappent des bourbillons jaunâtres.

Ni sucre ni albumine dans les urines. Pas de constipation.

10 décembre. — M. Polaillon introduit par les orifices bourbillonneux quatre ou cinq flèches de Canquoin. Compresses de sublimé.

12 décembre. — L'élimination des eschares commence.

13 décembre. — Elle est complète, et laisse voir une plaie anfractueuse avec des ponts de peau décollée. Pansement au sublimé.

17 décembre. — Le malade sort presque complètement guéri.

OBSERVATION XVII (RÉSUMÉE)

G... (Antoine), quarante et un ans, ouvrier raffineur, entre à la Pitié le 15 décembre 1891, salle Broca, numéro 1, pour un anthrax à l'épaule gauche.

Il a eu, quelque temps auparavant, une éruption de clous sur les épaules. Il y a une huitaine de jours, un gros bouton lui est survenu à l'épaule gauche, accompagnée de fièvre, de soif vive, d'insomnie, puis quelques petits furoncles apparurent sur l'épaule droite.

A l'heure actuelle, on remarque sur l'épaule gauche une tumeur aplatie, rouge, criblée d'orifices bourbillonneux, et de la largeur d'une paume de main. Pas de fièvre ni de troubles digestifs. Un peu de lourdeur de tête.

17 décembre. — J'introduis dans les orifices bourbillonneux quatre flèches de Canquoin. Le malade souffre beaucoup pendant quatre heures environ, et la douleur persiste assez vive pendant la nuit.

18 décembre. — J'introduis quatre nouvelles flèches. Comme le malade ne va pas à la garde-robe, je prescris 30 grammes de sulfate de magnésie.

19 décembre. — Ne dort pas la nuit. 3 grammes d'hydrate de chloral le soir.

20 décembre. — Le malade a très bien dormi. La plaie se déterge. Pansement au sublimé.

26 décembre. — La cicatrisation marche très rapidement. Pansement à l'iodoforme.

3 janvier. — La guérison est presque complète et le malade sort de l'hôpital.

Comme en témoignent les observations que nous venons de citer, la méthode de M. Polaillon réussit contre tous les anthrax, quel que soit leur volume ou leur siège. Elle fait cesser du jour au lendemain la fièvre et tous les accidents alarmants. Tel malade qui, au moment de l'opération, avait 39 degrés, 39°,5, 40 degrés, a le lendemain matin la température normale. Toute souffrance a disparu.

Mais, nous dira-t-on, si vous cautérisez ainsi un anthrax énorme, vous aurez une plaie énorme aussi, et dont la cicatrisation sera bien longue à obtenir. Évidemment la plaie est vaste au moment de la chute des eschares, mais il vaut mieux avoir une vaste plaie de bonne nature qu'un non moins vaste foyer d'infection exposant aux accidents les plus redoutables. Le thermocautère, lui aussi, pour faire une besogne complète et efficace, doit détruire toute la tumeur : la méthode en vogue à l'heure actuelle, l'excision, est aussi radicale avec beaucoup de sang répandu en plus et par conséquent des dangers que ne comporte pas la cautérisation potentielle. Et puis, c'est merveille de voir la rapidité avec laquelle marche la cicatrisation ; les observations en font foi.

Dans certains cas, après avoir détruit l'anthrax par le couteau galvano-caustique, M. Quenu fait la réunion secondaire des lambeaux pour hâter la cicatrisation. Ainsi, pour l'anthrax du dos, où les téguments glissent aisément, les lèvres de la plaie rapprochées et maintenues au contact se réunissent secondairement. A la nuque, où le glissement est moins facile, on peut tendre les lambeaux par des sutures lâches pour les empêcher de s'enrouler sur eux-mêmes. On pourrait même essayer des greffes. Nous ne saurions trop recommander ces procédés de M. Quenu, et dans des cas bien déterminés ils doivent abréger singulièrement la durée de la cicatrisation.

La méthode de M. Polaillon est douloureuse, pendant une, deux, trois heures surtout, c'est vrai ; mais il ne faudrait pas s'exagérer cet inconvénient. Les douleurs provoquées par l'anthrax sont parfois intolérables en elles-mêmes, et celles propres à l'action du caustique n'ajoutent, en somme, qu'un faible surcroît dans bien des cas. Les malades acceptent bien ces quelques heures de souffrance qui doivent les débarrasser à tout jamais de leur mal, et ils les préfèrent en général à la perspective d'une opération sanglante ou d'une cautérisation au thermo-cautère. Du reste, pour les soulager, nous avons le puissant auxiliaire de l'opium, du chloral, des piqûres de morphine. Nous le répétons et nous insistons sur ce point, si la méthode de M. Polaillon est douloureuse pendant quelques heures, c'est son seul inconvénient. Examinons maintenant ses avantages :

1° Pas de perte de sang, pas de ces hémorragies dangereuses chez des dyscrasiques très affaiblis déjà dangereuses chez des diabétiques où la gangrène ne demande qu'à s'installer ;

2° Pas de surface cruentée, de vaisseaux béants constituant autant de portes d'entrée aux inoculations, à ces infections secondaires dont nous avons cité des exemples dans la première partie de notre travail. Sur ses quatre-vingt-onze faits, M. Polaillon n'a pas observé une seule complication ;

3° En quelques heures, le foyer morbigène est complètement stérilisé, et au bout de peu de jours après la chute des eschares, au lieu d'une tumeur maligne à évolution rapide, et sans qu'il s'écoule une goutte de sang, on se trouve en présence d'une plaie bourgeonnante de bonne nature, qui cicatrise très rapidement sous les pansements au sublimé ;

4° Enfin, il n'est pas besoin de chloroforme, et c'est sur ce point que la méthode est préférable à la cautérisation ignée, méthode excellente, nous en convenons, et qui arrive à peu près au même résultat.

Pour détruire un gros anthrax par le thermo-cautère, il faut faire une opération fort douloureuse et fort longue : le thermo-cautère se refroidit vite dans des tissus très difficiles à entamer. et nous n'exagérons rien en disant que, pour venir à bout d'un gros anthrax par le Paquelin, il faut une opération d'une heure environ. Il faut donc endormir les malades, et, malgré la perfection à laquelle est arrivée de nos jours la chloroformisation, c'est toujours chose sérieuse que d'endormir. Beaucoup de gens pusillanimes reculent devant cette perspective et préfèrent garder leur anthrax.

De plus, dans la pratique de campagne, le médecin n'a pas d'aide à sa disposition la plupart du temps. Or il ne peut pas, il ne doit pas confier le soin d'endormir à une personne étrangère, si intelligente qu'elle soit, sous peine de s'exposer à des désastres. Eh bien, aux médecins de la campagne nous offrons un moyen sûr de détruire n'importe quel anthrax sans chloroforme et sans aide. Ne serait-ce que dans ce but, il nous a semblé qu'il était utile de rappeler l'attention des praticiens sur cette méthode si simple et si efficace de la destruction de l'anthrax par les flèches de Canquoin.

Traitement médical

L'anthrax est souvent accompagné de troubles du côté de l'appareil gastro-intestinal, et l'on peut user des évacuants. Autrefois on employait l'émétique en lavage. Aujourd'hui il vaut mieux suivre les préceptes de M. le Prof. Bouchard et assurer l'antisepsie intestinale en prescrivant le naphtol de cette façon·

Naphtol β. . . . . 13 grammes
Salicylate de bismuth . 7 gr. 50

M. S. A. et diviser en trente cachets.

Dose: deux à trois cachets par jour.

L'antisepsie intestinale est assurée quand les selles prennent la coloration verte.

A l'intérieur, on peut prescrire les eupeptiques, le fer, les arsénicaux. M. Hardy préconise l'eau de goudron, M. Gingeot l'hyposulfite de soude et les préparations sulfureuses.

En mai 1890, *in : Therapeutic Gazett : The treatement of boils and carbuncles and other suppurating discases by the use of calcium sylphide*, J. Aulde, de Philadelphie, vante les bons effets du sulfure de calcium administré à la dose de 1/10 de grain toutes les deux heures.

Le régime herbacé est indiqué: peu de viande et pas d'alcool. Comme boisson, prescrire le lait, ou du vin blanc coupé d'eau de Vals, de Bussang ou d'Orezza. Il faut surtout instituer une médication tonique pendant la suppuration et la cicatrisation dont certains malades ont peine à faire les frais.

Evidemment, si le malade est glycosurique, on doit traiter son diabète et pendant l'évolution et après la guérison de l'anthrax.

CONCLUSIONS

1° L'anthrax est une affection microbienne, spécifique, contagieuse, due au staphylocoque doré seul ou associé au staphylocoque blanc. La porte d'entrée de ce microbe peut être un orifice glandulaire quelconque ou une simple solution de continuité traumatique. Le staphylocoque parti de l'anthrax, peut, dans certaines conditions, immigrer dans la circulation générale et aller produire des abcès lointains et de véritables métastases.

2° En présence d'anthrax au début, nettement circonscrits, s'abstenir des incisions et des pressions exercées sur la tumeur. Employer les pulvérisations phéniquées ou la simple application de compresses imbibées de liqueur de, van Swieten. Quand l'anthrax siège au tronc ou sur les membres, prescrire les grands bains de sublimé;

3° En présence des anthrax d'un certain volume, des anthrax diffus à marche envahissante rapide, des anthrax si sérieux toujours de la face et des lèvres, ne pas attendre l'apparition d'accidents généraux, et intervenir rapidement et radicalement. La destruction de l'anthrax par les flèches de Canquoin, suivant le procédé de M. Polaillon, a sur l'excision l'avantage d'éviter des pertes de sang préjudiciables à des malades ordinairement dyscrasiques et affaiblis, — et sur la cautérisation au fer rouge celui d'agir plus radicalement encore et de ne point nécessiter l'emploi du chloroforme;

4° La cautérisation de l'anthrax par les flèches de Canquoin complétée par les pansements au sublimé constitue une méthode de traitement simple et toujours efficace. Elle ne provoque jamais ni accidents ni complications.

INDEX BIBLIOGRAPHIQUE

TRÉLAT, article *Anthrax* du *Dictionnaire encyclopédique des sc. méd.*, 1866 — A. GUÉRIN, article *Anthrax* du *Nouveau Dictionnaire de méd. et de ch. pratiques*, 1865 — Ad. RICHARD, Sur l'opération de l'anthrax. *Gazette des Hôpitaux*, 1866, p. 106. — *Bulletin de l'Academie de médecine*. 1866, t. XXXI, p. 432, et 1888, t XIX, p. 57. — VERNEUIL, Anthrax des lèvres et des muqueuses, *Gaz. hebd.*, 1868, p. 724. — DANIELOPOULO, Thèse de Paris, 1869. — REVERDIN, Recherches sur les causes de la gravité particulière des anthrax et furoncles de la face. *Archives générales de médecine*, 1870, t. I, p. 641 — HALPRYN, Thèse de Paris, 1872. — P. DENUCÉ, article *Furoncle* du *Nouveau Dict. de méd et de ch. pratiques*, 1872. — CZERNICKI, L'Année médicale d'un régiment de cavalerie. *Recueil de mémoires de médecine et de chirurgie militaires*, 1876, p. 34. — L-G. RICHELOT, article du *Dict. encycl. des sc. méd.*, 1880. — PASTEUR, De l'extension de la théorie des germes à l'étiologie de quelques maladies communes *Comptes rendus de l'Acad. des sc.*, 1880, t. XC, p. 1033. — TRASTOUR, *Comptes rendus de l'Acad. des sciences*, 188, t. XCI, p. 829. — LŒWENBERG, Le furoncle de l'oreille et la furonculose. *Progrès médical*, 1881, pp. 513, 558, 575 ; — et Congrès français de chirurgie, 1re session, 1885 p. 108. — DEMANGE, article *Diabete* du *Dict. encycl. des sc. méd.*, 1884, p. 562. — POLAILLON, Communication à la Société de médecine de Paris juin 1887 — CHAMBARD, Contribution à la théorie infectieuse de la furonculose, cas de pneumonie parasitaire furonculeuse *Progres médical*, 1887, p. 77. — VERNEUIL, *Des abces lointains consécutifs a l'anthrax*. Académie des sciences, 9 janvier 1888. — DULOUT, Thèse de Paris, 1888. — LECAILLE, These de Paris, 1890. — ARNOZAN ET LANDE, *Journal de médecine de Bordeaux*, 21 avril 1889 Deux cas d'anthrax guéris par les injections sous cutanées d'acide phenique. — AULDE, Le traitement des furoncles, anthrax et autres affections suppurées par le sulfure de calcium. *Therap. Gazett.*, mai 1890. — MICHEL, Anthrax de la nuque, phlegmon périnéphrétique consécutif. *Union méd. du Nord-Est*, 1890, p 353. — FORTIN, *Normandie medicale*, 15 novembre 1891. — *Traité des bactéries de* CORNIL et BABÈS. — A. BROCA, article *Furoncle* et *Anthrax* du *Nouv. Traite de chirurgie*. de DUPLAY et RECLUS, t. I. — THIERRY et BERETTA, de Paris. *Metastases purulentes de l'anthrax.* Congres français de chirurgie, 1891 — Anthrax traité par l'extirpation, par NICHOLAS (*N. York med. Record*, 23 mai 1891. — Anthrax grave traité par l'excision et l'ipicacuanha à l'intérieur et en pansement, par COLLEY. (*The Lancet*, 17 octobre 1891). — Anthrax traité par l'excision et l'irrigation mercurielle, par HUTTON. *The Lancet*, 19 septembre 1891. — Extirpation de l'anthrax, par RIEDEL (*Deutshe med. Woch.*) — VERNEUIL, *Gazette hebd.* du 20 février 1892, p. 89 Anthrax juxta-unguéal par inoculation du pus d'un ancien abcès sous-périostique.

TOURS. — IMPRIMERIE DESLIS FRÈRES

Tours, imp. Deslis Frères, 6, rue Gambetta.

www.ingramcontent.com/pod-product-compliance
Ingram Content Group UK Ltd.
Pitfield, Milton Keynes, MK11 3LW, UK
UKHW021109260726
13994UKWH00002B/794